中国古医籍整理丛书

世医通变要法

明·叶廷器　著

徐光星　魏丽丽　校注

中国中医药出版社

·北　京·

图书在版编目（CIP）数据

世医通变要法／（明）叶廷器著；徐光星，魏丽丽
校注．—北京：中国中医药出版社，2015.12
（中国古医籍整理丛书）
ISBN 978 - 7 - 5132 - 2874 - 9

Ⅰ.①世… Ⅱ.①叶… ②徐… ③魏… Ⅲ.①中医学 –
临床医学 – 中国 – 明代 Ⅳ.①R24

中国版本图书馆 CIP 数据核字（2015）第 264815 号

中 国 中 医 药 出 版 社 出 版
北京市朝阳区北三环东路 28 号易亨大厦 16 层
邮政编码 100013
传真 010 64405750
三河市鑫金马印装有限公司印刷
各地新华书店经销

*

开本 710×1000 1/16 印张 19.25 字数 106 千字
2015 年 12 月第 1 版 2015 年 12 月第 1 次印刷
书 号 ISBN 978 - 7 - 5132 - 2874 - 9

*

定价 55.00 元
网址 www.cptcm.com

国家中医药管理局
中医药古籍保护与利用能力建设项目
组织工作委员会

项目专家组

顾　问	马继兴　张灿玾　李经纬
组　长	余瀛鳌
成　员	李致忠　钱超尘　段逸山　严世芸　鲁兆麟
	郑金生　林端宜　欧阳兵　高文柱　柳长华
	王振国　王旭东　崔　蒙　严季澜　黄龙祥
	陈勇毅　张志清

项目办公室（组织工作委员会办公室）

主　任	王振国　王思成
副主任	王振宇　刘群峰　陈榕虎　杨振宁　朱毓梅
	刘更生　华中健
成　员	陈丽娜　邱　岳　王　庆　王　鹏　王春燕
	郭瑞华　宋咏梅　周　扬　范　磊　张永泰
	罗海鹰　王　爽　王　捷　贺晓路　熊智波
秘　书	张丰聪

前　言

中医药古籍是传承中华优秀文化的重要载体，也是中医学传承数千年的知识宝库，凝聚着中华民族特有的精神价值、思维方法、生命理论和医疗经验，不仅对于传承中医学术具有重要的历史价值，更是现代中医药科技创新和学术进步的源头和根基。保护和利用好中医药古籍，是弘扬中国优秀传统文化、传承中医学术的必由之路，事关中医药事业发展全局。

1949 年以来，在政府的大力支持和推动下，开展了系统的中医药古籍整理研究。1958 年，国务院科学规划委员会古籍整理出版规划小组在北京成立，负责指导全国的古籍整理出版工作。1982 年，国务院古籍整理出版规划小组召开全国古籍整理出版规划会议，制定了《古籍整理出版规划（1982—1990）》，卫生部先后下达了两批 200 余种中医古籍整理任务，掀起了中医古籍整理研究的新高潮，对中医文化与学术的弘扬、传承和发展，发挥了极其重要的作用，产生了不可估量的深远影响。

2007 年《国务院办公厅关于进一步加强古籍保护工作的意见》明确提出进一步加强古籍整理、出版和研究利用，以及

"保护为主、抢救第一、合理利用、加强管理"的方针。2009年《国务院关于扶持和促进中医药事业发展的若干意见》指出，要"开展中医药古籍普查登记，建立综合信息数据库和珍贵古籍名录，加强整理、出版、研究和利用"。《中医药创新发展规划纲要（2006—2020）》强调继承与创新并重，推动中医药传承与创新发展。

2003～2010年，国家财政多次立项支持中国中医科学院开展针对性中医药古籍抢救保护工作，在中国中医科学院图书馆设立全国唯一的行业古籍保护中心，影印抢救濒危珍本、孤本中医古籍1640余种；整理发布《中国中医古籍总目》；遴选351种孤本收入《中医古籍孤本大全》影印出版；开展了海外中医古籍目录调研和孤本回归工作，收集了11个国家和2个地区137个图书馆的240余种书目，基本摸清流失海外的中医古籍现状，确定国内失传的中医药古籍共有220种，复制出版海外所藏中医药古籍133种。2010年，国家财政部、国家中医药管理局设立"中医药古籍保护与利用能力建设项目"，资助整理400余种中医药古籍，并着眼于加强中医药古籍保护和研究机构建设，培养中医古籍整理研究的后备人才，全面提高中医药古籍保护与利用能力。

在此，国家中医药管理局成立了中医药古籍保护和利用专家组和项目办公室，专家组负责项目指导、咨询、质量把关，项目办公室负责实施过程的统筹协调。专家组成员对古籍整理研究具有丰富的经验，有的专家从事古籍整理研究长达70余年，深知中医药古籍整理研究的重要性、艰巨性与复杂性，履行职责认真务实。专家组从书目确定、版本选择、点校、注释等各方面，为项目实施提供了强有力的专业指导。老一辈专家的学术水平和智慧，是项目成功的重要保证。项目承担单位山东中医药大学、南京中医药大学、上海中医药大学、福建中医药大学、浙江省中医药研究院、陕西省中医药研究院、河南省中医药研究院、辽宁中医药大学、成都中医药大学及所在省市中医药管理部门精心组织，充分发挥区域间互补协作的优势，并得到承担项目出版工作的中国中医药出版社大力配合，全面推进中医药古籍保护与利用网络体系的构建和人才队伍建设，使一批有志于中医学术传承与古籍整理工作的人才凝聚在一起，研究队伍日益壮大，研究水平不断提高。

本着"抢救、保护、发掘、利用"的理念，该项目重点选择近60年未曾出版的重要古医籍，综合考虑所选古籍的保护价值、学术价值和实用价值。400余种中医药古籍涵盖了医经、基础理论、诊法、伤寒金匮、温病、本草、方书、内科、外科、女科、儿科、伤科、眼科、咽喉口齿、针灸推拿、养生、医案医话医论、医史、临证综合等门类，跨越唐、宋、金元、明以迄清末。全部古籍均按照项目办公室组织完成的行业标准《中医古籍整理规范》及《中医药古籍整理细则》进行整理校注，绝大多数中医药古籍是第一次校注出版，一批孤本、稿本、抄本更是首次整理面世。对一些重要学术问题的研究成果，则集中收录于各书的"校注说明"或"校注后记"中。

"既出书又出人"是本项目追求的目标。近年来，中医药古籍整理工作形势严峻，老一辈逐渐退出，新一代普遍存在整理研究古籍的经验不足、专业思想不坚定等问题，使中医古籍整理面临人才流失严重、青黄不接的局面。通过本项目实施，搭建平台，完善机制，培养队伍，提升能力，经过近5年的建设，锻炼了一批优秀人才，老中青三代齐聚一堂，有效地稳定了研究队伍，为中医药古籍整理工作的开展和中医文化与学术的传承提供必备的知识和人才储备。

本项目的实施与《中国古医籍整理丛书》的出版，对于加强中医药古籍文献研究队伍建设、建立古籍研究平台，提高古籍整理水平均具有积极的推动作用，对弘扬我国优秀传统文化，推进中医药继承创新，进一步发挥中医药服务民众的养生保健与防病治病作用将产生深远影响。

第九届、第十届全国人大常委会副委员长许嘉璐先生，国家卫生计生委副主任、国家中医药管理局局长、中华中医药学会会长王国强先生，我国著名医史文献专家、中国中医科学院马继兴先生在百忙之中为丛书作序，我们深表敬意和感谢。

由于参与校注整理工作的人员较多，水平不一，诸多方面尚未臻完善，希望专家、读者不吝赐教。

国家中医药管理局中医药古籍保护与利用能力建设项目办公室

二〇一四年十二月

许 序

"中医"之名立,迄今不逾百年,所以冠以"中"字者,以别于"洋"与"西"也。慎思之,明辨之,斯名之出,无奈耳,或亦时人不甘泯没而特标其犹在之举也。

前此,祖传医术(今世方称为"学")绵延数千载,救民无数;华夏屡遭时疫,皆仰之以度困厄。中华民族之未如印第安遭染殖民者所携疾病而族灭者,中医之功也。

医兴则国兴,国强则医强。百年运衰,岂但国土肢解,五千年文明亦不得全,非遭泯灭,即蒙冤扭曲。西方医学以其捷便速效,始则为传教之利器,继则以"科学"之冕畅行于中华。中医虽为内外所夹击,斥之为蒙昧,为伪医,然四亿同胞衣食不保,得获西医之益者甚寡,中医犹为人民之所赖。虽然,中国医学日益陵替,乃不可免,势使之然也。呜呼!覆巢之下安有完卵?

嗣后,国家新生,中医旋即得以重振,与西医并举,探寻结合之路。今也,中华诸多文化,自民俗、礼仪、工艺、戏曲、历史、文学,以至伦理、信仰,皆渐复起,中国医学之兴乃属必然。

迄今中医犹为国家医疗系统之辅，城市尤甚。何哉？盖一则西医赖声、光、电技术而于20世纪发展极速，中医则难见其进。二则国人惊羡西医之"立竿见影"，遂以为其事事胜于中医。然西医已自觉将入绝境：其若干医法正负效应相若，甚或负远逾于正；研究医理者，渐知人乃一整体，心、身非如中世纪所认定为二对立物，且人体亦非宇宙之中心，仅为其一小单位，与宇宙万象万物息息相关。认识至此，其已向中国医学之理念"靠拢"矣，虽彼未必知中国医学何如也。唯其不知中国医理何如，纯由其实践而有所悟，益以证中国之认识人体不为伪，亦不为玄虚。然国人知此趋向者，几人？

国医欲再现宋明清高峰，成国中主流医学，则一须继承，一须创新。继承则必深研原典，激清汰浊，复吸纳西医及我藏、蒙、维、回、苗、彝诸民族医术之精华；创新之道，在于今之科技，既用其器，亦参照其道，反思己之医理，审问之，笃行之，深化之，普及之，于普及中认知人体及环境古今之异，以建成当代国医理论。欲达于斯境，或需百年欤？予恐西医既已醒悟，若加力吸收中医精粹，促中医西医深度结合，形成21世纪之新医学，届时"制高点"将在何方？国人于此转折之机，能不忧虑而奋力乎？

予所谓深研之原典，非指一二习见之书、千古权威之作；就医界整体言之，所传所承自应为医籍之全部。盖后世名医所著，乃其秉诸前人所述，总结终生行医用药经验所得，自当已成今世、后世之要籍。

盛世修典，信然。盖典籍得修，方可言传言承。虽前此50余载已启医籍整理、出版之役，惜旋即中辍。阅20载再兴整理、出版之潮，世所罕见之要籍千余部陆续问世，洋洋大观。

今复有"中医药古籍保护与利用能力建设"之工程，集九省市专家，历经五载，董理出版自唐迄清医籍，都400余种，凡中医之基础医理、伤寒、温病及各科诊治、医案医话、推拿本草，俱涵盖之。

噫！璐既知此，能不胜其悦乎？汇集刻印医籍，自古有之，然孰与今世之盛且精也！自今而后，中国医家及患者，得览斯典，当于前人益敬而畏之矣。中华民族之屡经灾难而益蕃，乃至未来之永续，端赖之也，自今以往岂可不后出转精乎？典籍既蜂出矣，余则有望于来者。

谨序。

第九届、十届全国人大常委会副委员长

许嘉璐

二〇一四年冬

王 序

中医学是中华民族在长期生产生活实践中，在与疾病作斗争中逐步形成并不断丰富发展的医学科学，是中国古代科学的瑰宝，为中华民族的繁衍昌盛作出了巨大贡献，对世界文明进步产生了积极影响。时至今日，中医学作为我国医学的特色和重要医药卫生资源，与西医学相互补充、相互促进、协调发展，共同担负着维护和促进人民健康的任务，已成为我国医药卫生事业的重要特征和显著优势。

中医药古籍在存世的中华古籍中占有相当重要的比重，不仅是中医学术传承数千年最为重要的知识载体，也是中医为中华民族繁衍昌盛发挥重要作用的历史见证。中医药典籍不仅承载着中医的学术经验，而且蕴含着中华民族优秀的思想文化，凝聚着中华民族的聪明智慧，是祖先留给我们的宝贵物质财富和精神财富。加强对中医药古籍的保护与利用，既是中医学发展的需要，也是传承中华文化的迫切要求，更是历史赋予我们的责任。

2010 年，国家中医药管理局启动了中医药古籍保护与利用能力建设项目。这既是传承中医药的重要工程，也是弘扬优秀民族文化的重要举措，不仅能够全面推进中医药的有效继承和创新发展，为维护人民健康做出贡献，也能够彰显中华民族的璀璨文化，为实现中华民族伟大复兴的中国梦作出贡献。

相信这项工作一定能造福当今，嘉惠后世，福泽绵长。

国家卫生与计划生育委员会副主任

国家中医药管理局局长

中华中医药学会会长

王国强

二〇一四年十二月

王序

二

马 序

　　新中国成立以来，党和国家高度重视中医药事业发展，重视古籍的保护、整理和研究工作。自 1958 年始，国务院先后成立了三届古籍整理出版规划小组，分别由齐燕铭、李一氓、匡亚明担任组长，主持制订了《整理和出版古籍十年规划（1962—1972)》《古籍整理出版规划（1982—1990)》《中国古籍整理出版十年规划和"八五"计划（1991—2000)》等，而第三次规划中医药古籍整理即纳入其中。1982 年 9 月，卫生部下发《1982—1990 年中医古籍整理出版规划》，1983 年 1 月，中医古籍整理出版办公室正式成立，保证了中医古籍整理出版规划的实施。2002 年 2 月，《国家古籍整理出版"十五"（2001—2005）重点规划》经新闻出版署和全国古籍整理出版规划领导小组批准，颁布实施。其后，又陆续制定了国家古籍整理出版"十一五"和"十二五"重点规划。国家财政多次立项支持中国中医科学院开展针对性中医药古籍抢救保护工作，文化部在中国中医科学院图书馆专门设立全国唯一的行业古籍保护中心，国家先后投入中医药古籍保护专项经费超过 3000 万元，影印抢救濒危珍、善、孤本中医古籍 1640 余种，开展了海外中医古籍目录调研和孤本回归工作。2010 年，国家财政部、国家中医药管理局安排国家公共卫生专项资金，设立了"中医药古籍保护与利用能力建设项目"，这是继 1982～1986 年第一批、第二批重要中医药古籍整理之后的又一次大规模古籍整理工程，重点整理新中国成立后未曾出版的重要古籍，目标是形成并普及规范的通行本、传世本。

为保证项目的顺利实施，项目组特别成立了专家组，承担咨询和技术指导，以及古籍出版之前的审定工作。专家组中的许多成员虽逾古稀之年，但老骥伏枥，孜孜不倦，不仅对项目进行宏观指导和质量把关，更重要的是通过古籍整理，以老带新，言传身教，培养一批中医药古籍整理研究的后备人才，促进了中医药古籍保护和研究机构建设，全面提升了我国中医药古籍保护与利用能力。

作为项目组顾问之一，我深感中医药古籍保护、抢救与整理工作的重要性和紧迫性，也深知传承中医药古籍整理经验任重而道远。令人欣慰的是，在项目实施过程中，我看到了老中青三代的紧密衔接，看到了大家的坚持和努力，看到了年轻一代的成长。相信中医药古籍整理工作的将来会越来越好，中医药学的发展会越来越好。

欣喜之余，以是为序。

中国中医科学院研究员

马继兴

二〇一四年十二月

校注说明

一、作者生平及著作内容

《世医通变要法》，明嘉靖间名医叶廷器著。叶廷器，字子玉，号慕通，浙江义乌人，约生活于嘉靖、万历年间，曾任"太医院支从九品俸官"。其书理论与临床兼备，内外妇儿俱全，行文朴实无华，祖传秘方与各家医方相结合，药物炮制讲究，汤、散、丸、膏各剂型并用，内服、外用同治，为一部非常实用的中医临床学著作。

二、版本源流

《世医通变要法》在《医藏目录》（明末殷仲春著）、《全国中医图书联合目录》、《中国中医古籍总目》均有记载，现仅存明嘉靖己亥（1539）刻本（以下简称己亥本），且为孤本，藏于上海图书馆。叶氏之学，与丹溪之学一脉相承，然后世论及丹溪学派，几乎不提此书。原书为一临床著作，虽未有再刊证据，但后世医家亦多有引用。如清·吴仪洛《本草从新》卷四《草部·毒草类》"凤仙子"条下有云："叶廷器方，捣叶如泥，涂肿破处，干则又上，一夜血散即愈。冬月收取，干，研末。"

1993年，中医古籍出版社据己亥本出版了本书影印本。据对勘，其内容与己亥本完全一致，原书文字没有任何改动，惟少数几枚印章位置有所不同，属出版者出版时自行调整所致。

三、校注原则与体例

本次校注遵循以下原则与体例。

1. 原书已为孤本，而作者又较多摘录当世及之前的名家医论方书，其部分内容，又为后世医论方书所引用，故本次校注，以他校为主，辅以本校、理校之法。他校之书，大率有《素问》《灵枢经》《难经》《伤寒论》《金匮要略》《脉经》《备急千金要方》《太平惠民和剂局方》《素问玄机原病式》《严氏济生方》《仁斋直指方》《丹溪手镜》《脉因证治》《世医得效方》《格致余论》《金匮钩玄》《外科集验方》《玉机微义》《普济方》《丹溪心法》《医学正传》《古今医鉴》《急救良方》《古今医统大全》《万病回春》《本草纲目》《证治准绳》《寿世保元》《医学入门》《妇科玉尺》《幼科类萃》《伤寒捷诀》《杂病广要》《奇效良方》等。

2. 底本为繁体竖排格式，无句读，本次一律采用简体横排，并加现代标点。原书方位词"右"，皆对应改为"上"。

3. 底本中字形属一般笔画之误者，如"已"写作"巳"、"且"写作"旦"等，文中予以径改，不出校记。

4. 底本中的俗体字、异体字，如"圡""坭""觧""煖""癙"等，文中统一以规范字律齐，不出校记。

5. 底本中的讹、脱、衍、倒等错误性异文，有他书文献依据者，则据他书予以改正，并出校说明；无他书文献依据而能确定者，则据语意理校而改正，并出校说明；无他书文献依据而未能遽定者，则保留原文不作改动，并出校存疑。

6. 底本中的普通通假字，保留原字，并出校说明；病名中的通假字，如"沙"通"痧"、"班"通"斑"，则予径改，不出校记。

7. 底本与校本互异，然二者文义皆通，难以判定何者为是或何者为胜，如校本之文存有参考价值，则酌情出校存异。

8. 底本中引录他书文献，虽有删节或缩写，但不失原意者，则不改原文，以保持原貌。

9. 底本目录篇题与正文篇题不符者，则依正文篇题径改，目录中不出校记。

10. 底本中的着重符、句读符号，径直删除，文中不出校记。

11. 底本漫漶不清无法辨认，不能确定者，则以虚缺号"□"按所脱字数一一补入，无法计算字数者，则以不定虚缺号"▨"补入；能确定者，则依他书文献或理校之法补入。

12. 表示方药剂型的"圆"字，统一改为"丸"，不另出校记。表示眼疾的"障"字，原文均写作"瘴"，今统一予以改正，不另出校记。

13. 底本中采用他篇医方，以"方见××门"格式标示，然时用简称，指示未明，今查核后于明确者均据前文篇题补充完整，并出校说明。

14. 底本中的难字、僻字，均加注音并附简要注释。注音采用汉语拼音注音加直音的方法。

15. 底本中费解的字、词、典故等，酌情出注予以训释。

16. 底本药名用字比较混乱，今以《中华人民共和国药典》为据统一改为现行通用药名，如"黄耆"改为"黄芪"，"白癣皮"改为"白鲜皮"，"蝉退""蝉蜕"改为"蝉蜕"，"芘胡"改为"柴胡"，不出校记。有生僻药物别名者，出注正名，如"光粉""胡粉"，均以"铅粉"正之，并出校记。药名古怪而又无处可考者，保留原文，不出校记，如"葫苨""月蚀虫"等。

17. 底本卷之上卷首有"宋大儒义乌叶田庚成父通斋九世孙太医院支从九品俸宫廷器著，明进士及第少保兼太子太傅礼部尚书武英殿大学士顾鼎臣书"，今删。

顾 序

昔者圣人制医药以尽神，而继之以方书者，欲尽利于天下后世也。变而通之，存乎其人耳。夫何人不皆长桑①君，而泥古方，失圣人之意者多矣。余尝以人情莫不欲寿而留心岐黄之道，广一体之爱，以植②其生，遍求古今方书于天下医垣。士叶子玉廷器，以其先人文逊所遗要法，纂成二帙，呈于余。留阅旬余，召子玉，语以大公之道，欲其梓③之以济于世。子玉唯唯承命，遂拜手稽首，因蕲④余言，以重夫可传。曩岁⑤，作子玉慕通文，尝许其不泥古方，善通之以合乎疾。及今，见门人李汝承辈，感其起疾之功，佥⑥以能通与之。是书也，乃其所本与？呜呼！叶氏之书，因余言而公之，岂曰因余言而重之？

嘉靖己亥春三月吉旦⑦赐进士及第光禄大夫柱国辅赞政机同留守使少保兼太子太傅礼部尚书武英殿大学士东吴未斋顾鼎臣书

---

① 桑：原作"叶"，形近而讹，据文义改。
② 植：护养。
③ 梓：雕制印书的木板，此指印刷。
④ 蕲：通"祈"，祈求。《庄子·齐物论》："不悔其始之蕲生乎？"
⑤ 曩（nǎng 攮）岁：先前。
⑥ 佥：都。
⑦ 吉旦：阴历每月初一。

朱　序

　　《通变要法》何传乎？传自慕通氏也。慕通以礼部考中明医一等，京师士大夫[①]咸加礼之。戊戌余举进士，日与同年稳石伦子游，始闻若慕通者。询之，曰：此医之良也。余尝思见其人矣。逾四月，病寒，几弗起，群其医，药之如故。勋部右溪伦公，稳石子兄也，既往视之，且使人速[②]慕通，曰：进士朱子危矣，不去，生死未可知也。至即小解，不旬日大愈。非慕通，其不沦胥[③]于死也？亦幸矣。挽死为生，慕通其有功乎。然闻医，必察虚实，辨阴阳，以究极乎声色，古之道也。余观慕通，方以病制，药以方用，而弗泥于古，而能通乎变矣。今读其编，又以信余言之不谬也。如是而又推之以利人，公之以庇物，岂非古人所谓"仁人之言，其利博者"欤？慕通之乎哉！余将重为子贺矣。于是因篁溪郑子叙之，柳宾王子刻之，而书其后云。

赐进士出身刑部山西司主事阳朔朱鹄书

---

　①　士大夫：原作"士夫大"，据文义乙正。
　②　速：召请。
　③　沦胥：相继沦丧。

郑　序

　　医道至秦越人，称雄一世，尚①矣，然非长桑君饮以上池之水而授以禁方，其与太医令李醯何以异哉？考其过邯郸即为带下医，过洛阳即为耳目痹医，入咸阳即为小儿医，随俗为变，此固善用长桑君之志而通之也。叶君以通变名其上世所传方书，其殆是谓乎？上世秘而弗传，而叶君传之，传之而恐其或泥也，且以通变之志告诸后人，虽未敢拟诸长桑君，亦可谓通医也已。其为书，凡二百有十一②条，条下各原病本，次及诸方，察剧易之征，立参两③之法，以攻其羸，以养其不足，随证而异剂，无虑④数十。所谓妇人、小儿、耳目、痹痿，又其方中之一目尔。噫，何其众且备耶！余不知医，尝见太仓公少而喜医药，医药方试之多不验者，得见元里公⑤，"尽弃而方书，非是也"⑥，乃教以黄帝、扁鹊之脉书。受之三年，为人治病，决生死多

---

① 尚：久远。

② 一：原目录作"三"，原正文标题作"二"。

③ 参（sān 三）两：语出《周礼·天官·冢宰》："两之以九窍之变，参之以九脏之动。"借指综合诊察。

④ 无虑：大约。

⑤ 元里公：原作"元理公"，据《史记·扁鹊仓公列传》改。指公乘阳庆，仓公师。

⑥ 尽弃而方书，非是也：语本《史记·扁鹊仓公列传》："使意尽去其故方。"

郑

序

一

验，以此知方不易试也，故秘传如何尔。是书也，幸而不为元理所弃，安知不为太仓所验也耶？叶君名廷器，字子玉，别号慕通，宋义乌通斋成父氏之苗裔也。七世祖曰荣实，得丹溪之传，凡其口授秘法，悉所记录，以授其孙文逊，使数世用之。至君，始裒①分门类，集其大成，复通变以名于时，为缙绅诸公所称许。余同年进士曰李君双峪，朱君志斋，一疾几仆，全仗其功，则其验诸君子也久矣，而况齐民乎？书既梓，告成，来请序，因得书诸首简。

赐进士出身工部主事郑廷鹄撰

---

① 裒（póu 抔）：汇集。

目 录

目
录

五

卷之上

中风第一

夫风者，为百病之长，故诸方首论之。大抵人之有身，以元气为根，荣卫为本，若元气壮强，荣卫和平，腠理微密，外邪客气，焉能为害？或因七情所伤，或饮食不节，或劳役过度，遂至真气虚耗，荣卫失调，腠理不密，邪气乘虚而入。及其感也，为半身不遂，肌肉痛疼，痰涎壅塞，口眼㖞斜，偏废，神智昏乱，舌强不语，精神恍惚，惊惕恐怖，或自汗恶风，筋脉挛急，变证多端，难以概论。治法从三因而治：或外感者，当先调气，然后治风；因内伤者，先调其气，不当治风。故风，或有因风成虚者，或有因虚成风者，故治各不同焉。古云：治风先顺气，气顺则风消。今人坚执此理者多矣。予考经云：风淫所胜，治以辛凉。今世俗类以热药治之，故热极而生风也。正所以火盛制金，不能平木，此庸人自误耳。及东垣、河间、丹溪、节斋诸子出，始发明入经入络，汗下调变，火气湿痰，中气夹食，里虚发厥，暴伤胃气，不省人事。人以中风呼之，以中风治之，以致误人。如此之证，当审诸子治法。若外感手足瘫痪，古方通圣、续命等汤治疗；若内伤元气血虚，口眼㖞斜，宜以乌药顺气、续命主散。此为治法之折衷也。且东垣、河间、丹溪、节斋诸子，以饮食论之。四子之论，类乎中风，非真中风也。又云：西北气寒，中风者诚有之矣；东南之气温，有风者非风也，人本中气不足，故湿生痰，痰生热，热生风也。此言一发，后人疑以东南人无中风，其然乎？否乎？曰：是病有或因火动而成者，有或因气郁而成者，或有湿痰而动者，或夹食而中者。故诸子疑后人全作中风误人，故发四论，开后学未至之心，阅先贤不彰之说。其立为言，至精切矣，何疑东南人无中风之语哉？四子之论既出，其道昭然，则真中风病亦彰矣。故诸子火、气、食、痰，有所本也。予考脉理，中寒则脉迟，中湿则脉濡，中气则脉伏，中食则脉洪，中风则脉浮。或盛而弦紧，或浮而洪急，则真中风也。治疗之法，寒则温之，湿则燥之，气则顺之，食则消之，风则散之。如此用药，岂有不中其病耶？

主方经验　治手足顽麻，脉弦，痰涎壅盛，肩背拘急。

大天麻二两　大南星三两　防风一两五钱　薄荷一两

上为末，炼蜜为丸，如梧桐子大，每服三十丸，荆芥汤送下。

又方经验　治卒暴中风，脉浮，昏塞不省人事，牙关紧急，不得下咽者。

细辛去土　皂角　雄黄各一钱

上各为末，每服少许，竹管吹入鼻中，候喷嚏，然后进药。或用白梅擦牙，更以菖蒲末着舌，牙关即开，仓卒可用。

加减三味汤　治卒中风，昏不知人，口眼㖞斜，半身不遂，并痰厥、气厥及气虚眩晕。

木香二钱五分　南星生用，去皮，五钱　附子生用，四钱　川乌去皮脐，七钱

上咀，每服三钱，姜十片，水煎温服。不省人事，灌以生姜汁；有热，减附子；有痰，加半夏、人参；因气，加沉香；感风湿卒中者，用中寒门当归散合和服；痰气壅盛，用服黑锡丹坠之。

加减芎归汤　治中风半身不遂，口眼㖞斜，手足战掉，语言蹇涩，脉浮而细。

春加麻黄、夏加黄芩、秋加当归各一两，冬加附子五钱，去皮、脐。

防己　肉桂　人参各一两　黄芩一两半　白芍药一两半　甘草炙，五钱　川芎　防风各八钱　附子炒，五钱　麻黄　赤茯苓　杏仁去皮、尖　远志去心，各五钱

上咀，每服五钱，姜五片，枣一枚，水煎服。不恍惚，减去赤茯苓、远志；如骨节烦疼，倍芍药；风痰盛，加竹沥；大便利，素有寒，减黄芩，加白术、干姜；骨肉冷疼，加辣桂、附子；呕哕，腹胀，加人参、半夏；自汗，减麻黄，加芍药；痰多，加南星数片；血虚，加当

归、川芎；消渴，加天花粉，减附子；身疼，加秦艽；气急，加蜜炙桑皮；失音，加荆芥、竹沥、杏仁，减去附子；腰疼，加桃仁、杜仲；脚弱，加牛膝、石斛；产后及老人血虚，减麻黄，倍芍药，加黄芪；烦，多惊，加犀角、羚羊角、酸枣仁。

加减疏风顺气散 治男子、妇人一切风气攻注，四肢骨节疼痛，遍身麻木。凡卒中，手足瘫痪，言语蹇涩，宜先服以疏通气道，然后随证投以风药。

麻黄去节 陈皮去白 乌药各一两 白僵蚕 川芎 白芷各一两半 甘草炙 桔梗 干姜 枳壳各一两 薄荷 荆芥各五钱

上咀，每服五钱，姜三片，枣一枚，水煎。常服能疏风顺气。若憎寒壮热，头疼，肢体倦怠，加葱白；或身体不能屈伸，加酒；如遍身不瘙痒，减薄荷、荆芥；手足拘挛，加木瓜、牛膝、石斛；湿气，加苍术、白术、槟榔；脚膝肿，加牛膝、五加皮、独活；身体痛，加肉桂、当归、乳香、没药；腰痛，加杜仲、八角茴香；虚汗，加黄芪、赤芍药，减麻黄；潮热，减去干姜，加黄芩；脚疼，加虎胫骨、石榴叶、木香；头疼，加细辛、茶、葱；头脚不能举动，加羌活、防风；四肢冷痹，加川乌、附子、肉桂；左瘫右痪，加当归、天麻、白蒺藜。

加减皂矾散 治中风四肢不收，痰涎壅膈，塞闭不通，及口角流涎。

晋矾一两，生　皂角四个，肥实大者，不蛀①，去黑皮

上为末，每服二钱，滚水调下，加真绿矾，立验。

加减除风汤　治诸风及治风毒，脚气肿痛。

白鲜皮　白术　白芍药各一两半　肉桂　当归　川芎
杏仁去皮、尖　防风各一两　甘草炙，五钱　白茯苓一两　独
活　麻黄去节，各八钱

上咀，每服五钱，姜五片，水煎温服。上焦热加薄
荷、荆芥，痰加半夏、南星，大便燥加枳壳，气加木香，
呕加厚朴、陈皮，食少加白豆蔻仁、砂仁。

加减星香汤　治中风痰盛，服热药不得者。

南星八钱　木香二钱

上咀，每服三钱，姜十片，水煎服。气盛人用此方。
如手足顽麻，痰涎壅塞，肩背拘急，加石菖蒲、半夏各
八钱。

一法经验　治中风口眼㖞斜，时吐涎沫，语言蹇涩，
手足缓弱，用豨莶草，一名水故草，生于沃壤②间，带猪
苓气者是也。用五月五日、六月六日收采，九蒸九暴。每
蒸，用酒蜜水洒之，蒸熟，暴干为末，炼蜜为丸，如梧桐
子大，每服一百丸，空心温酒送下，米饮亦可。

又法　治口眼㖞斜，用黄鳝刺头上血，左㖞搽右，右
㖞搽左，取正，即洗去血。如口内麻木，用蜈蚣三条，蜜

---

① 蛀：原作“注”，据《仁斋直指方》改。
② 壤：原作“坏”，据文义改。

炙一条，酒浸一条，纸裹煨一条，大南星一个，切作四块，如蜈蚣法制，白芷、半夏各五钱，各为末，麝香少许，每服一钱，热酒送下。

中寒第二

夫寒者，严凝杀厉之气也。人以肾为根，惟肾受寒，惟寒伤肾。肾伤气虚，则寒邪交作，急痛拘挛，战掉强直，昏迷厥冷，口禁失音。其疾皆由腠理不密，中气有亏，轻则为感寒发热，身头腹痛，脉弦而紧，宜以当归散主之；重则为中风、中气，不省人事，身冷脉伏，宜以温中姜、附之类，使中气一暖，自然苏醒。东垣尝谓：西北气寒，中寒、中风者多。予思中寒之脉，必迟而弦紧或沉细者，则真中寒也。后之治寒，当审其地土，辩①察其脉理，治之可也。

主方经验　治中寒②脉弦而紧，厥冷，口噤，吐沫，或阴盛发热。

熟附子去皮、脐　干姜各二两

上咀，每服五钱，水煎，空心温服。并治洞泄、呕吐。

加减干姜汤　治五脏中寒，口禁失音，四肢强直，及

---

① 辩：通"辨"。《后汉书·仲长统传》："目能辩色，耳能辩声，口能辩味。"下同。

② 寒：原作"风"，据标题改。

治胃脘停痰，冷气刺痛。

干姜二两　甘草炙，五钱　人参　白术各一两半　陈皮
青皮各一两。已上二味，如霍乱，用之。

上咀，每服五钱，水煎。寒甚①，加附子五钱；不是
霍乱，减去陈皮、青皮；呕吐，加半夏、白茯苓、丁香、
生姜；泄泻，加陈皮、茯苓；水谷不化，加砂仁、陈皮、
茯苓；吐痢，饱闷急痛，加枳壳；脐下痛者，肾气动也，
减白术，加肉桂、茯苓。

加减香朴散　治四时伤寒，发热，恶寒，头痛，身体
疼，潮热往来，咳嗽痰涎，呕哕恶心，及山岚瘴气，并皆
治之。

藿香　厚朴姜制　陈皮去白，各二两　半夏泡　苍术米泔
浸，各一两半　甘草炙，五钱　白芷　白芍药各一两。已上二
味，如头痛用之，余者不用。

上咀，每服五钱，用葱头三茎水煎服。不头痛，去芍
药、白芷；潮热，加黄芩、前胡；口燥，加干葛、柴胡；
冷泄，加木香、诃子、肉豆蔻；疟，加常山、草果、槟
榔；咳嗽，加杏仁、五味子、桔梗；喘急，加麻黄、苏
子、桑白皮；身痛，加麻黄、桂枝、芍药；腹痛感寒，加
干姜、肉桂；呕逆，加丁香、砂仁；气痛，加三棱、莪
术；便闭，加枳壳、槟榔；疟疾，加人参、草果、白茯

① 甚：原作"尽"，据文义改。

苓。常服顺气宽中、辟邪瘟疫。

加减香归汤　治感寒手足厥冷、脉细欲绝者。

甘草炙，五钱　干姜　附子去皮、脐，泡，各一两半　当归一两　赤芍药五钱　肉桂一两半

上咀，每服五钱，水煎服。汗多，加黄芪①、白术。

加减芎归散　治感冒寒邪，头疼，身痛，项背拘急，恶寒，呕吐，或腹痛，及内伤生冷，外感风寒，并寒湿客于经络，腰腿酸疼，及妇人经血不调，左关脉迟是也。

苍术米泔浸，三两　枳壳二两　桔梗　白芷　赤芍药　川芎　川归各一两半　半夏泡　干姜　肉桂各一两　麻黄去节　陈皮　厚朴姜制，各一两　甘草五钱　煨姜一块　白茯苓一两

上咀，每服五钱，姜五片，葱白三茎，水煎服。胃不寒，去煨姜；挟气及小肠气，加吴茱萸、小茴香；妇人调经，加醋；手足挛拳，加槟榔、木瓜、牛膝；遍身痛，加乳香、没药；手足缓和，疏风顺气汤方见中②风门；风湿所感，和槟榔、苏叶散方见感冒门；已成风痹，加羌活、防风；足浮肿，加五加皮、大腹皮；腰疼，加桃仁、茴香；咳嗽，加杏仁、五味子；难产，加麝香、肉桂，去麻黄。

一法经验　治四肢厥冷、脉细欲绝者。因阳火起于九泉之下，此意也，用姜汁调吴茱萸二两半，麦面些少，捻

---

① 芪：原作"昏"，据文义改。

② 中：原无，据本书前文中风第一补。

作二饼，烘熟，贴于脚底心足。

又法 治中寒太甚，用吴茱萸煎汤，空心服之。

中暑第三

夫暑之中人，先着于心。凡中之者，必先身热头疼，状类伤寒，但恶热面垢，此为异耳。甚①则仆②侧，不知人事，手足微冷，烦渴口燥，或吐或泻，或喘，或胀满，或腹痛，或眩晕，或下血。然其伤者，热从外入，先伤于气，故脉虚而无力，古方每用清凉之剂。东垣云：夏月深堂内阁，静而得之，名曰中暑，身倦恶热，脉伏逆乱，宜用姜、附之剂。及节斋云：凉亭避暑，乘阴失盖，剂用甘温。余观二子论中暑之义，实余发明夏月中寒之意也。又云：辛苦之人，饥饱内伤，途热负重，动而得之，名曰中喝，即中暑也。病多昏聩烦渴，身热面垢，状类于风，轻则大便欲去不去，口渴欲呕，脉多弦伏，治宜大剂六和汤倍入干姜，候其苏醒，然后清暑益气。或曰：东垣不用辛凉，偏用姜、附，人皆论其讹矣。余思中厥之病，未有不因脏腑先虚，然后中其邪热，故中气闭而不运，仆倒不知人事。若用苦寒凝其中气，死在旦夕。故用干姜，所以通神明，发腠理，去浮游之火；附子犹能壮元阳，运中气，气运阳生，中厥则省。东垣用此救急之剂，如汉用陈平救

① 甚：原作"甘"，据《奇效良方》改。
② 仆：原作"朴"，据《奇效良方》改。

卷之上

九

急之计①，后学何论先生之讹哉？其间又有暑郁于内，至秋得湿，则为湿热之患，结于②上脘，遇风兼热，则为头部眼赤肿痛，或咳嗽不已；在中脘，夹于寒食，则为霍乱瘅疟；流于肠③胃，则为利疾肠澼。浅在阳分，发而致重，而速愈；深入阴分，疾来虽缓，疟痢发无休息。又有热瘀血分而成疮疖，郁入经络，流注痈毒，延岁月。由此观之，暑毒郁火而成湿热，为害甚大，当审深浅、虚实、形气治疗。脉弦无力、满闷肠鸣、小便赤涩、烦渴，当行分利；或头疼，身热，脉数，燥渴，宜以清凉之剂。如此治法，则病可脱矣。

主方经验　清暑益气及治湿热蒸人，脉虚，四肢倦怠，胸满气促，肢节疼痛，或气喘，身热而烦，膨闷，小便黄而数，大便溏而濒，或利或渴，不思饮食，自汗体重。

黄芪蜜炙　白术各二两半　神曲炒　陈皮去白，各二两半黄柏酒炒　麦门冬去心，各七钱　当归酒洗　干葛　五味子各一两　青皮　甘草炙　泽泻各五钱

上咀，每服五钱，水煎。气虚，加升麻、人参、苍术各五钱。

加味二仁汤　治心脾不调，气不升降，霍乱吐泄，咳

---

① 汉用陈平救急之计：语本苏轼《范增论》"汉用陈平计，间疏楚君臣。"

② 于：原作"为"，据文义改。

③ 肠：原作"胀"，据《奇效良方》改。

嗽痰喘，痞满，冒①暑伏热，小便赤涩，烦渴，并皆治之。

砂仁　杏仁去皮尖　半夏泡，各一两　人参　赤茯苓

藿香各一两半　白扁豆　香薷各二两　厚朴　木瓜　甘草各

七钱

上咀，每服五钱，姜三片，枣一枚，煎服。若昏不知人事，加干姜，并服真苏合香丸。

加减豆薷汤　能驱暑和中，除烦止渴。

白扁豆二两半　香薷二两　白茯苓一两半　厚朴制，一两

甘草五钱半

上咀，每服五钱，水煎。呕者加半夏、陈皮，热盛加黄芩（姜汁炒），小便不利加木通，搐搦加羌活。

加减苓术散　治中暑烦渴、身热头疼、小便赤涩、脉数无力是也。

泽泻二两半　肉桂二两　赤茯苓一两半　猪苓二两　白术

一两　朱砂五钱

上为末，每服三钱，热汤调下。如心神不恍惚，去朱砂；心气不定，加人参、麦门冬；有痰，加半夏；呕，加陈皮；热盛，加黄芩、柴胡，去肉桂；霍乱转筋，加藿香、木瓜；身痛拘急，无汗，加麻黄、葱白；口渴，加干葛、乌梅；咳嗽，加五味子、桔梗；热痰，加人参、前胡；小便不利，加木通、车前子、瞿麦。

---

① 冒：原作"暑"，据《奇效良方》改。

加减石砂散 治身热、小便赤涩。此药性凉，除胃热。

滑石六两　甘草炙，五两　朱砂二钱，另研　葱头三个

上为末，每服三钱，加蜜少许，或热汤、或冷水任下。如不发汗，去葱白，加豆豉汤下。

加减干姜汤 治暑气，除烦渴。

宿砂一两　干葛二两　乌梅三个　白扁豆五钱　草果炒甘草各三钱

上咀，每服五钱，姜五片，水煎服。以药水沉冷服。胃凉加香薷、良姜。

加减草果汤 治虚中伏暑，烦躁①引饮。

草果一两半　附子泡，一两　橘皮二两　甘草生，五钱

上咀，每服五钱，姜十片，水煎，沉冷服。胃虚而呕者，加丁香、干姜、白豆仁。

中湿第四

夫湿者，天地间阴阳蒸润之气也。凡四时之湿皆有，惟夏秋适旺，人因虚弱，故湿之中，入皮肤为顽痹，入气血为倦怠，入肺为喘满，入脾为湿痰肿胀，入肝为胁满而肢节不利，入肾则腰疼胯痛、身如板夹、脚如沙坠，入腑则麻木不仁，入脏则屈伸不能而肢体强直肿硬。得病之由，或暴雨湿地，山泽蒸气，远行涉水，汗出衣里，冷则

---

① 躁：原作"燥"，据文义改。下同。

浸渍，人皆不知。凡湿一证，病之未觉，医之未明，或因风火劳佚①所干，或为七情所伤、四气所发。感于寒为寒湿，兼于风为风湿，脉浮而弦，动于火为湿热，脉湿而洪，逆于气为湿气，脉沉而缓，皆可以辩明分状。治疗之法，风湿则当胜散之，寒湿则当温燥之，湿热宜以清凉之，湿气当以顺利之，不可轻以汗下。今世俗妄用峻剂，不明脉理，伤其脾胃，脾胃②一伤，饮食不进，多致不救。脉病多端，宜慎辩之。

主方经验 风湿相搏，脉沉而弦，客在皮肤，四肢少力，关节疼痛。

黄芪五两　陈皮去白，二两　白茯苓一两半　甘草一两
防风四两

上咀，每服五钱，姜三片，枣一枚，水煎热服。

加减除湿汤 治伤湿身重腰痛，四肢微冷，或呕逆，或泄泻。

苍术米泔浸　白术各三两　白茯苓　陈皮　厚朴制，各一两半　甘草炙　半夏泡，各一两　干姜一两

上咀，每服五钱，姜三片，水煎。减厚朴，加丁香，名苓湿汤。风湿相搏，加防己、黄芪；寒，加附子；小便不利，加猪苓、泽泻；头疼，加川芎；呕吐，加半夏、藿香。

---

① 劳佚：即"劳逸"，劳苦与安逸。
② 脾胃：原脱，据文义补。

加减苓术散 方见中暑门 治伤湿有热，小便赤少，加苍术，去朱砂。

加减肾著汤 治肾虚伤湿，身重腰疼，若坐水中，渴而小便自利。

干姜泡 白术各二两 白茯苓一两半 甘草一两

上咀，每服五钱，姜三片，水煎。汗多加黄芪，呕加丁香。

加减芪连汤 治六七月之间胃虚受湿，痿厥瘫痪，不能动履，行步不正，二足攲侧，此药主之。

黄芪 黄连各二两 苍术米泔浸 五味子各一两半 白术陈皮 当归 人参各二两半 麦门冬去心 生地黄 神曲炒白茯苓 猪苓各一两 黄柏 柴胡 泽泻 升麻 甘草各七钱

上咀，每服五钱，姜三片，水煎，食后远服。

燥病第五

夫燥者，风热火同，阳也，寒燥湿①同，阴也。又燥、湿，小异也。燥金虽属秋阴，而异于寒湿，故反同其风热也。火②热盛而金衰风③生，则风能胜湿，热能耗液，而反燥④。阳实阴虚，则风热胜于水湿，而为燥也。凡人风病，

---

① 湿：原作"阴"，据《素问玄机原病式》改。
② 火：原作"大"，据《素问玄机原病式》改。
③ 风：原作"而"，据《素问玄机原病式》改。
④ 燥：原作"寒"，据《素问玄机原病式》改。

多因热甚，而风燥者为其兼化，以热为其主①也。然阳实阴虚，而风热太甚，以胜水湿，因而成燥。肝主于筋，而风气自甚，又燥热加之，液还聚于胸膈，则筋太燥也。燥金主于收敛，劲切紧②涩，故为病，筋脉劲强紧急而口禁也。或病燥热太甚，而脾胃干涸，而成消渴者；或风热燥甚，怫郁在表，里气平者，善伸数欠③，筋脉拘急，或时恶寒；或筋惕而搐，脉浮数而弦也。风热燥郁甚于里，或烦④满，而或闭结也。及风痫之发作者，由热甚而风燥为其兼化，涎溢胸膈，燥烁而瘈疭，昏冒僵仆也。凡此诸证，皆由热甚而生。风燥各有异者，由风热燥各微甚不等故也。所谓中风或筋缓者，因其风热胜湿而为燥，乃燥之甚也。然筋缓不收，痿痹，故诸腘郁病痿，皆属金肺，乃燥之化也。如秋深燥甚，则草木痿落而不收，病之象也。是以手得血而能握，足得血而能步。夫⑤燥之为病，血液衰少，而血气不能通畅。故其病也，治法燥者顺之，非养血润燥之谓钦？世俗或有言风热而燥，误以辛凉驱风苦泄之剂，愈燥其液，损之又损。殊不知血衰致燥多招风象，乃木火得侮金水之衰也。风燥之疾，当以各类中求之，则不失矣。

---

① 主：原作"生"，据《素问玄机原病式》改。
② 紧：原作"肾"，据《素问玄机原病式》改。
③ 欠：原作"次"，据《素问玄机原病式》改。
④ 烦：原作"燥"，据《奇效良方》改。
⑤ 夫：原作"无"，据《仁斋直指方》改。

主方经验　治大便难，幽门不通，脉沉而实，上冲吸门不开，噎塞不便，燥闭，气不得下。

当归　桃仁去皮尖,各一两半　生地黄　熟地黄各二两
升麻　红花　甘草各七钱

上咀，每服五钱，水煎服。

又方经验　治脾胃伏火，大便闭，燥塞，不思饮食，乃风结秘或血结秘，皆令闭塞。以润燥活血疏风，自然通快。

麻仁　桃仁去皮、尖,各一两　羌活　当归尾,各二两
大黄煨,一两

上除桃仁、麻仁，另研如泥，各为末，炼蜜为丸，如梧桐子大，每服三十丸，空心白汤送下。

加减白术散　治大小便不通，浑身肿，其色黄，麻木，身重如山，沉困无力，四肢痿软，不能行动，喘促唾沫，项额如冰，头旋眼黑，小腹急痛，当脐按之☒。

麻黄二两　吴茱萸　肉豆蔻　厚朴各七钱　甘草生,五钱　神曲炒　升麻　柴胡　白术　苍术米泔浸　白茯苓　泽泻　人参各一两　黄芪　猪苓　桂枝　杏仁　黄柏酒制　橘红各一两半　黄连　青皮各一两　甘草炙,五钱

上为末，每服三钱，滚汤调服。一方加白豆蔻。

火病第六

夫火者，六气所入，风寒在下，燥热在上，湿气在

中，惟火游行，其间能贯，皆发上下之病者。多乎动而为病者，惟火也，故谓之五火。所以相火易起，盖火之性善行数变。起于肝谓之风火，入于气谓之无根之火，动于肾为消阴伏火，存于心肺、入于血分为有余之火，散于各经为浮游之火。故火者化也，莫测其机。风火为病，有虚有实，其治有补有泻。又有余中不足，又有不足中有余之火。在虚亦无补法，宜和解，清之、温之，皆可以辩明证治。假如邪入经络，积热脏火而成郁，此为有余中之火，宜以苦寒泻火，辛甘之剂汗而散之；其饮食内伤，七情六欲，气盛是火，此为余中不足之火，当以甘苦之剂滋阴降火；暑伤于气，气虚潮热，此为不足之火，宜以甘温补剂温其火，其热自退。经云：君火正治，相火反攻。其脉浮大而虚为虚热，脉细而少者为实热，此之谓也。

主方经验　治郁火升阳气，脉洪而数，肢热心烦，冷物抑遏阳气。

升麻　葛根　羌活各一两　白芍药　柴胡各一两半　甘草生，五钱　防风　人参　薄荷各一两

上咀，每服五钱，连根葱白三茎，同水煎服。

加减三黄解毒丸方见伤寒门　治脏腑积热。六经有余之火，并治之。

加减上清丸方见积热门　治心肺积热、痰火等证。如要降火，加黄柏二两。

痛风第七

　　夫痛风者，皆因气体虚弱，将理失宜，受风寒暑湿①之毒，而四肢之内，肉色不变。其病昼静夜剧、其痛如割②者为寒多，肿满③如剜④者为湿多。或汗出入水，遂成斯疾，久而不愈，令人骨节蹉跌、股胫消瘦者，为难疗矣。予⑤考痛风，脉理多端，有旦定而夜甚，脉弦而紧者，是痛风也，脉沉而伏，中气也，不可一例而治。临证之时，亦当审辩矣。

　　主方经验　治诸风骨节疼痛，脉弦而浮，昼⑥静夜剧，其痛彻骨，虎啮不可当也。

　　草乌三个，去皮、脐　熟地黄　南星各一两　半夏曲　白僵蚕　乌药各一两　羌活　当归　防风　牛膝酒浸，各一两半　木香二钱　秦艽　川芎　肉桂各□钱　骨碎补五钱

　　上为末，酒糊为丸，如梧桐子大，每服三十丸，清汤送下。

　　加减天麻散　治腰脚手足疼痛，不能屈伸。

　　天麻　白术各一两　沉香五钱　乌药二两　青皮　白芷

---

　　① 湿：原脱，据《寿世保元》补。
　　② 割：原漫漶不清，据《寿世保元》补。
　　③ 满：原作"蒲"，形近而讹，据《寿世保元》改。
　　④ 剜（wān 弯）：用刀挖。
　　⑤ 予：原作"于"，形近而讹，据《寿世保元》改。
　　⑥ 昼：原作"画"，据文义改。

人参各一两　甘草五钱　木瓜　苏叶各一两　川芎五钱

上咀，每服五钱，姜三片，水煎服。

加减寄生汤　治风邪冷湿伤肾①，腰脚疼痛，及手足挛疼，此药能驱风活血。

杜仲姜炒　独活　川芎各一两　桑寄生二两　细辛　牛膝　秦艽　白茯苓　白芍药　肉桂　人参各一两半　防风　当归　熟地黄　甘草各一两

上咀，每服五钱，姜三片，水煎。下利者去地黄，虚寒加附子，湿气加苍术、白术，大便燥加枳实、杏仁。如无真寄生，川续断代之。

鼓槌风第八

主方经验　治鼓槌风，即鹤膝风，二足、大小腿瘦如芦柴，上有膝盖大，行动不得，用麻归汤方见中风门内加萆薢、川楝子、独活、干木瓜。

上咀，每服五钱，姜五片，水煎。于碗底先放麝香少许，去渣入碗，服十贴。后用中寒门芎②归汤同服。

一法　治鼓槌风，用四物汤。如气虚，加四君子汤，大补气血，方愈。

---

① 肾：原作"贤"，据文义改。
② 芎：原作"川"，据本书前文中寒门改。

历节风第九

夫历节①风者②，由风湿寒相搏而成，痛者寒多，肿者湿多，黄汗出者风多③。历节风痛，走注不定；痛风者，旦定而夜甚；鹤膝风上痹，或痛或不痛，筋动难，或仁或④不仁，饮痹⑤，往来如历节风。治法当养阴行湿，淡⑥薄滋味，气虚补⑦气，血虚补血。有风脉见者，先行风，后服生血调气药。

主方经验　治手足诸风，骨节走注疼痛，拘挛顽木，不得屈伸。

防风　羌活各二两　干姜　川芎　麻黄　僵蚕　陈皮　肉桂　当归　半夏　厚朴　乌药　天麻　桔梗　苍术泔浸　枳壳各一两半　白芷　白茯苓　白芍药　甘草各一两

上咀，每服五钱，姜三片，枣一枚，水煎，加酒同服。有热，去干姜，加柴胡；汗多血虚，去麻黄，倍芍药、黄芪。

加减寄生汤 方见痛风门　治历节风痛，急用此方，神效。

---

① 节：原作"风"，据文义改。
② 者：原作"痛"，据文义改。
③ 者风多：原脱，据《仁斋直指方》补。
④ 或：原脱，据文义补。
⑤ 饮痹：疑误。
⑥ 淡：原作"痰"，据文义改。
⑦ 补：原脱，据文义补。

伤寒总论

夫伤寒大病者，生死如反掌间，要灵机听声、察色，参运气，究阴阳虚实，察天道于四时，辨人脉而分表里。其脉阳浮而阴弱，谓之伤风；浮紧而无汗，谓之伤寒。脉浮，头项痛，腰脊强，病在太阳；脉长，身热，目痛，鼻干，病在阳明；脉弦，胸胁痛而耳聋，病在少阳；脉俱细，嗌干，腹满，邪在太阴；脉俱沉，口燥，舌干渴，邪在少阴；脉俱微缓，烦满，囊缩，邪在厥阴。脉阴阳俱盛，重感于寒而紧涩，变为温疟；脉阳浮滑、阴濡弱，更遇于风乘，变为风湿；脉阳洪数、阴实大，遇温热两合，变为温毒；脉阳濡阴弱而阴弦紧，更遇温气，变为温疫。病发热，脉沉而细，表得太阳，名曰痓病；太阳关节疼痛，脉浮微弱弦芤，名曰中暍；若发汗已，身灼然热，名曰风温；脉沉细而疾，身冷①而四肢冷，烦躁不欲水，狂②闷，名曰阳厥。伤寒热盛，脉浮大者生，沉小者死；已汗，沉小者生，浮大者死。脉有神，不问数极迟败，当中有力即有神。为神者，血气之先也。滑氏曰：伤寒例言有湿疫③而无湿温，叔和言有湿温无湿疫，此亦异耳。故仲景以天时而谕，叔和以病体而言，其理明矣。刘张之学，

---

① 冷：疑误。
② 狂：此上原衍"水"字，据《寿世保元》删。
③ 疫：原作"疾"，据《医经国小》改。

尚有参差，韩赵之言，岂无间断？仲景言伤寒字而反治热，河间云伤寒本热字而反治寒，二意不同者，何也？按本经曰：春伤于风，夏必飧泄；夏伤于暑，秋必疟痢；秋伤于湿，冬病伤寒；冬感于寒，春必温病。然辛苦之人春夏有瘟病，今人春夏瘟病皆曰伤寒，此俗论也。故仲景以寒湿而立言则行辛温，河间以温暑而立法则行辛凉，二意不同，而各发明一义耳。然伤寒治法有限，天时变异无穷，难泥一法，而尽惟在人运用之妙耳。予考二公治法，俱不可废，春夏则用河间方兼行仲景法，秋冬则用仲景法而兼行河间方。又当以天时、地土、禀赋相参，岂有不中其病耶？东南之人，土薄冒虚，不经劳苦；西北之人，水深土厚，故耐寒湿。故治病必分地土温凉，禀赋厚薄，不可混同一治，粗率误人。凡诸感冒发热，不可便以行凉发汗，人之虚实不同，苦乐各异。因欲内伤杂症发热，亦有六经传变，若以伤寒一科汗下治疗，岂不误哉？然霜降之后，春风以前，发从太阳郁热，以次而传阴经，其间亦有太阳或不传阳明，或少阳不由阳经直①入阴经，或首尾止传一经，或二阳三阳而为之合病，或太阳阳明共受而为之并病，或阴阳而为之两感，阴变阳生，阳变阴死。所谓伤寒大病，反掌生死，而世医不可慎哉！冬月伤寒不发，寒毒藏伏经络，至春变为瘟病，夏变为暑病，所以寒因热

---

① 直：原作"真"，据文义改。

发，热因寒发，有等伤寒者，此瘟病也。又有天时湿温疫疠热病，沿门阖境，传染相类，大同小异。凡治伤寒，一二日可发表而散，三四日宜和解而痊，五六日便实①，方可宜下，七八日不解，又复再②传。且如阳症下之早者，乃为结胸，阴症下之早者，因成痞气，故此治法，亦宜通变。犹恐后人一例而治，余将三阳三阴并脉理分门开例前后，医者临证之时，当审病人虚实，察辩脉理阴阳，用药则庶几不差矣。

太阳第十

主方经验 治太阳伤寒，头疼，身热，恶寒，骨节疼痛，喘满，无汗，脉浮而紧。

杏仁去皮、尖，作膏 麻黄各三两 桂枝一两半，去皮 甘草炙，一两

上为末，入杏仁膏，令匀，每服三钱，水一盏，煎服。此方及治阳明、少阳。

加减芎葛汤 治时令不正，瘟疫妄行，感冒发热，或欲出疹，不分阴阳，两感并治之。

川芎二两 干葛 麻黄各一两半 甘草 紫苏 升麻各一两 赤芍药 白芷 陈皮各二两 香附米 枳壳各一两半

上咀，每服五钱，姜五片，水煎服。如发热、头疼，

---

① 实：原作"日"，据《伤寒捷诀》改。
② 再：原漫漶不清，据《冯氏锦囊秘录》改。

加莲须、葱白；如不中满气实，去枳壳。

一法 治太阳伤寒病自衄者，用茅花一大把，无花用根，水煎服即痊。

又方经验黄硝汤 治伤寒表证未解，而误下之，则热蓄于里，小便不利，身体发热，为结胸之证，脉沉而紧，心下痛，按之如石，不可近者。

大黄一两半　芒硝一两　甘遂五钱

上咀，每服五钱①，水煎，去渣，下芒硝，一二沸，入甘遂末，温服，得利为度。

一法 治伤寒七八日不大便，是有燥粪结滞，或至十三四日不过者，用大黄六两半炒。上为末，水丸如梧桐子大，每服八十丸，白汤送下。或未通，再加二十丸。

加减柴芩②汤 治伤寒发热如疟，胸膈满痛，大便塞闭方见阳明门。

阳明十一

主方经验陈皮汤 治伤寒阳明头疼，憎寒壮热，鼻干目痛，不眠，或感瘟气，霍乱泄泻，脉长是也。

桔梗　大腹皮　紫苏叶　赤茯苓各二两　白芷　半夏　藿香　陈皮　白术各一两半　厚朴　甘草炙，各一两　砂仁　香附米各五钱

---

① 钱：原脱，据文义补。
② 芩：原作"苓"，形近而讹，据本书后文阳明十一改。下同。

上咀，每服五钱，姜三片，枣一枚，水煎，食前服。如不气痛，去砂仁、香附米。

加减柴芩汤　治阳明伤寒，发热如疟，胸①膈满痛，脉弦而长，大小便不利。

柴胡三两　半夏泡　黄芩各二两　人参　甘草各一两
赤芍药五钱

上咀，每服五钱，姜三片，枣一枚，水煎服。如腹痛，去黄芩，倍芍药；腹不痛，去芍药，倍黄芩；心下动悸，小便不利，去黄芩，加白茯苓；不渴，内寒外热，去人参，加肉桂，取微汗而愈；咳嗽，加五味子、杏仁；烦渴，加瓜蒌根、干葛、麦门冬；痞胀，去枣，加枳实；汗多，加煅过牡蛎粉、芍药；引饮，加茯苓、桂枝；身热微溏，加厚朴；泄泻，加泽泻；烦热，加竹茹、麦门冬；热而腹痛，加淡竹叶、芍药、枳壳；鼻衄，加生地黄、白茅根花；痰盛而喘者，加桑白皮、瓜蒌仁、乌梅；热不退者，当佐助以黄芩、赤茯苓、川芎、灯心能清心凉血之剂。凡妇人大小产，气血入室者，加牡丹皮、五灵脂、川芎、当归。

加减冬参汤　治伤寒已经汗下，表里俱虚，津液枯竭，心烦发热，气逆欲吐，诸虚烦热。

麦门冬去心，四两　人参　甘草各二两　半夏炮　石膏各

---

① 胸：原作"脑"，据文义改。

一两　淡竹叶五钱　赤茯苓一两

上咀，每服五钱，加粳米一撮，姜三片，水煎服。小便自利，去茯苓；热甚，加前胡、知母；呕，加陈皮。

一法经验　治伤寒发汗、吐下后虚烦不得眠，反覆颠倒，心下懊恢①者，用栀子五个，豆豉五钱，水煎豆豉②后去渣，温服即愈。

加减芩连解毒汤　治伤寒杂证，燥热毒，烦闷，干呕，呻吟，喘满，阳厥极深，蓄热内甚，俗妄传于阴毒者，及汗下吐后寒凉诸药不能退热者。

黄芩　黄连各二两　黄柏　栀子各一两　半夏五钱

上咀，每服五钱，水煎。如腹满，呕吐，或欲作利者，如无痰，去半夏，有痰，加半夏、厚朴、白茯苓、生姜。

少阳十二

主方经验二活汤　治少阳伤寒，头疼，恶热，恶寒，脉弦而数。及风痰咳嗽，三阳之证，并治之。

羌活　独活各一两半　人参　桔梗　柴胡　前胡各二两　枳壳　川芎　赤茯苓各一两　黄芩七钱

上咀，每服五钱，姜三片，水煎服。如舌不干，去黄芩，加薄荷少许。

---

① 恢：原作"脓"，形近而讹，据文义改。
② 豉：原作"鼓"，形近而讹，据文义改。

加味柴黄汤 治伤寒十余日不解，邪热结在里，身热烦躁，语言谵妄，耳聋胁痛，大便不通，绕脐刺痛。重则用厥阴①门实黄汤下之。

枳实半两　大黄一两半　柴胡二两　赤芍药一两半　半夏泡　黄芩一两　竹沥一合

上咀，每服五钱，姜三片，水煎。此药治伤寒内实里热，若表证未解，身体痛者，不可服之。

加减知母汤 治伤寒大汗后表证已解，或吐后邪未除，脉滑，热结在里，心胸②烦渴甚剧，欲饮水，并三阳之证并治之。

知母四两　石膏五两　甘草炙，二两　人参一两半

上咀，每服五钱，入粳米七十粒，水煎。如无斑，去人参；瘟疫，秋感热者加苍术。

加减柴芩汤 方见阳明门　治少阳发热如疟，耳聋，胁痛，口苦。

太阴十三

主方经验 治太阴伤寒，腹满嗌干，其证与太阳相似，误下之，故有腹痛、脉细是也。

桂枝五钱　白芍药五钱　甘草四钱

上咀，每服五钱，姜五片，水煎服。

① 厥阴：原作"太极"，据本书后文厥阴十五改。
② 胸：原作"脑"，据文义改。

又方经验 治阴证之下早者，如心下紧，痛满，而按之如石①。

半夏一两　黄连五钱　栝蒌子四钱

上咀，每服五钱，姜三片，水煎，温服，以微吐黄涎者为愈也。

加减苓术散方见中②暑门治阴证伤寒，去朱砂；如阳证热甚，去桂，加黄芩、柴胡，加减服之。

一法 治伤寒下痢脓血，用干姜三钱，赤石脂七钱，粳米一撮，水煎服。

少阴十四

主方经验 治少阴伤寒，脉沉，口燥舌干。

干姜泡，二两　甘草炙，一两　人参　白术各一两半　枳实　赤茯苓各二两半

上各为末，炼蜜为丸，如弹子大，热汤化下。如渴，加瓜蒌根；下痢，加牡蛎粉。

加减芎③归散方见中④寒门　治伤寒阴证，皆可服此方，宜加减用之。

---

① 石：原作"右"，形近而讹，据文义改。
② 中：原无，据本书前文中暑第三补。
③ 芎：原作"川"，据本书前文中寒第二改。
④ 中：原脱，据本书前文中寒第二补。

厥阴十五

主方经验 治厥阴伤寒自利，脉沉欲绝者。

甘草炙 干姜各二两 附子一个，去皮、脐 白茯苓一两

上咀，每服五钱，水煎温服。或去茯苓亦可。血少脉沉者，加人参；如腹痛者，加芍药、肉桂；呕者，加生姜；咽痛者，加桔梗；下后厥逆，除附子，加当归、桂枝、芍药、细辛、吴茱萸。

加减实黄汤 治伤寒潮热，如有所见，大便六七日不通者，是有燥粪结滞，脉浮而细，及阴阳二证，皆可服。

枳实二两 大黄二两半 厚朴一两

上咀，每服五钱，水煎服，以利为度。如或腹满实痛及大渴，脉实而数，而伤胃燥甚，留饮不散，其痛甚而不可忍者，且面赤不识人者，宜加用芒硝下之，以利为度。如若燥粪结滞甚而未通者，再服。

一法经验 治狐惑①多眠、声嗄及唇口生疮，可用此药主之，尤妙。

桃仁 槐子 艾各一两 枣子十五个

上咀，每服五钱，水煎温服。

加减夏实汤 治伤寒一切病后虚烦不得眠卧，兼心胆虚怯。

---

① 惑：原作"感"，形近而讹，据文义改。

半夏　枳实各二两　陈皮一两半　赤茯苓一两　甘草五钱

上咀，每服五钱，姜五片，枣一枚，水煎。如有余热不①退者，加前胡、竹茹；无热者，守本分，或加香附米、人参、竹茹、柴胡、麦门冬、桔梗。治心虚梦寝不详，异动，或遂致气郁生涎，涎与气搏，短气惊乏，或复自汗，四肢浮肿，饮食无味。

一法　治百合病，不令吐下、发汗，病形如初者，用百合七个，生地黄二升，水洗百合，渍一宿，为末，以水二升，煮取一升，去渣，内地黄汁，煮取一升服，中病勿服，便如漆。

大头肿十六

夫大头肿痛者，阳明邪热太甚，实由少②阳相火而为之也。热为之肿，或为病痛，治之当视其肿势在何部分，随经而处治之，此天行之病也。

主方经验　治头大肿痛，脉弦而短，即虾蟆瘟也。

黄连　黄芩各二两　甘草炙

黄③，春加款冬花，久嗽去人参，气泄去④青皮、木香，寒月加益智仁、草豆蔻，夏加芩、连，痞闷去⑤芍药，

---

① 不：原漫漶不清，据文义补。
② 少：原作"小"，据文义改。
③ 黄：此上缺整页内容。
④ 去：原作"加"，据文义改。
⑤ 去：原作"加"，据文义改。

腹胀加枳壳、砂仁，寒加姜、桂，腹痛加芍药。

加减参黄汤方见虚损门　治内伤，加减用之。二①尺脉滑而涩，下虚也。

瘟疫十七②

夫瘟疫③者，众人病一般，乃天行时疫也。治有三法，宜补、宜散、宜降。然瘟疫者有三因，治法当推岁运。惟冬病之病，非其时而有其气者，冬气当闭藏，而反泄于外，非其时矣，其脉左寸浮大于右寸，浮缓而按之无力，宜补带表可也。

主方经验　治瘟疫通用。

大黄　黄连　黄芩各二两　人参　桔梗　防风　苍术各一两半　滑石　香附米　人中黄各一两

上为末，神曲糊为丸，如梧桐子大，每服七十丸。气虚四君子汤、血虚四物汤、痰二陈汤各送下，热甚加童便。

加减芎葛汤方见伤寒门　治瘟疫众人病一般，春夏可用。

---

① 二：原作"三"，据文义改。

② 十七：原脱，据目录补。原此节内容放在大头肿十六之前，据目录移入此处。

③ 疫：原作"病"，据标题改。

疟疾十八

夫夏伤于暑，秋必痎疟，此四时之气，自然也。或乘凉过度，露卧湿地，饮冷当风，饥饱失时，致令脾胃不和，痰积中脘，遂成此疾。所谓无痰不成疟者是也。其病之始，必先起于毫毛，欠伸，畏寒，战栗，头痛。如渴欲饮冷，或先寒后热，或先热后寒，或热多寒少，或寒少热多，或但热不寒，或一日发，或三日发者，难愈。有所谓脾疟，寒食温热，但疟之类，皆寒热二气之所变化也。但多进饮食，养脾驱疾之药而后截之，则愈。三日一发者，受病一年；二日一发者，受病二月；一日一发者，受病一月。二日连发①住一日者，气血俱受病；一日间一日者，补药带表可也。其脉弦数者风热也，弦迟者寒也。弦少紧者可下之，弦迟者温之，紧数者汗之，浮大者吐之，饮食消之，风宜汗之，寒宜温之，痰宜吐之。疟病多端，不可不察也。

主方经验 治腹中痞块，久疟有之。

鳖甲醋炙，二两　三棱　莪术俱醋炙　香附子泔水浸，各一两半　陈皮一两　阿魏五钱

上为末，醋糊为丸，如梧桐子大，每服三十丸，姜汤送下。

---

① 连发：原脱，据《丹溪心法》补。

又方经验　治疟通用，此药，吐之药也。

紫苏叶　草果　知母　良姜各二两　甘草　常山　陈皮各一两半　青皮　槟榔　白芷各一两　川芎七钱

上咀，每服五钱，乌梅一个，水煎，当服日早服。又用大膏药贴于背心肺穴，以闭其风。

加减养胃汤　治疟疾寒多热少，脉弦而迟，必须先用此药发散，然后用厚朴汤之类。

厚朴制　苍术泔水浸　半夏各二两　人参　赤茯苓　草果　藿香各一两　陈皮　甘草　香附米　砂仁　肉桂各一两

上咀，每服五钱，姜三片，乌梅半个，水煎。食少加白豆仁、草果，寒多加附子、干姜，热多加柴胡、黄芩，头疼加川芎、白芷，气滞①加槟榔、枳壳，呕②逆加丁香、砂仁，咳嗽加五味子、杏仁、桔梗，气喘加麻黄、苏子、桑白皮，气块加三棱、莪术、小茴香，浮肿加大腹皮、萝卜子，久疟加常山、槟榔。

加味③厚朴汤　治五脏气虚，喜怒不节，致阴阳相胜，结聚涎饮，与卫气相搏，发于寒热。兼治食积疟，脉弦而缓。

人参　白术　白茯苓　陈皮各一两半　草果煨　半夏各一两　枣子二枚　生姜三片　甘草　乌梅肉各五钱

---

① 滞：原脱，据文义补。

② 呕：原漫漶不清，据文义补。

③ 味：原作"胃"，据文义改。

上末，以盐少许拌匀，须用厚皮纸裹之，以水湿之，慢火煨香熟，焙干，每服五钱，白滚水调，未发时并进，数服。

加减苓术散方见中①暑门　治头疼，恶热，未分发热烦渴者，去朱砂服。

一法经验　治诸疟通用。元有呕吐者，不可服。

信石一两，香油煮，去油　雄黄五钱，另研

上为末，用五月五日粽尖为丸，日未出时研三千余下，合时不令鸡犬见之，丸如赤小豆大，每服□丸，于举发日早，面向东，用汤待冷，送下后吐即愈，吐不止，用绿豆水解之。

又法经验　治脾胃聚痰，发为寒热，用生姜四两，和皮捣汁一碗，夜至晚，空心冷调苍术散方见脾胃门。

又法　治疟疾，用乌梅肉四两，常山三钱，研细，用好酒调服即痊。

下痢十九

夫痢，出于积滞，积者物之积也，滞者气之滞也。物积欲出，气滞不与之出，所以下堕里急，乍起乍止，日夜百余度。伤热则赤，伤冷则白，伤风纯下清血，伤湿则下如豆羹汁，冷热交作，赤白兼下，如鱼脑髓者。治法②先

---

① 中：原无，据本书前文中暑第三补。
② 法：原作"发"，据文义改。

用通利，疏涤脏腑积滞，切不可骤用止涩之药，使其停滞不能疏通。泄泻未有不致危者，间有疟痢兼作者，又当分利阴阳，理脾助胃。有因毒物而致痢者，宜解之。且如脉数，若微热汗自出者自愈。脉复紧，虽发热不死。脉反弦，发热身汗出，自愈。脉绝①，手足厥，灸之手足温者生。若脉不还，反微喘者死。肠澼②下脓③血，悬绝死，滑大生。凡诸痢泄泻，主脉沉小者生④，浮大身热者死，尘腐色血热者死，不可一概论也，当审辨之。

主方经验　治痢疾下血，脉滑，一夜十余次者。

香白芷炒　五倍子烧灰，各一两

上为末，每服二钱，食前清汤送下，一日三次服之。

加减苓术散方见中⑤暑门　治伏热下痢，去朱砂，加减服之。

加减木香散　治痢通用，或先吞感应丸，后服此药，大效。

赤茯苓　陈皮各二两　青皮　枳壳　厚朴制　赤芍药各一两　木通　猪苓各一两　苏子　苍术　地榆　槟榔各七钱　木香　甘草各五钱

上咀，每服五钱，用粳米一撮。噤口，加莲子；伤

① 绝：原作"热"，据《脉因证治》改。
② 澼：原作"僻"，形近而讹，据《素问·通评虚实论》改。
③ 脓：原作"浓"，据《素问·通评虚实论》改。
④ 生：原作"死"，据《脉因证治》改。
⑤ 中：原无，据本书前文中暑第三补。

暑，加香薷；热，加黄连；寒，加肉桂、干姜；食少，加砂仁、白豆仁；久痢，加①粟壳、诃子，去枳壳；腹痛，加乳香、没药。

加减二活散方见伤寒门　治寒邪壮热下痢，似痢非痢，似血非血。色如浊酒者，加陈米百粒煎；噤口，加莲子、白豆仁。

加减参苓汤　治风冷客于皮肤，入肠胃，脉弦而细，泄下鲜血，及肠胃湿毒，下如豆汁，或下瘀血。

人参　白术　白茯苓各二两　川芎　当归各一两半　肉桂　白芍药各七钱

上咀，每服五钱，用小粟米一撮，水煎服。有热，去桂，加黄连、黄柏；小便不利，加木通、车前子。

加减和血汤　治湿毒下血，脉弦，风邪下陷，宜升提之。

柴胡一两　川芎　当归　赤芍药各二两半　黄芪　阿胶　甘草各七钱　陈皮二两　黄连一两　升麻五钱　肉桂　栀子　白术　生地黄各一两

上咀，每服五钱，姜三片，水煎服。腹痛加干姜、香附米。

一法经验　治痢赤白久不止者。

黄连一两　吴茱萸　粟壳各一两

---

① 加：原作"如"，形近而讹，据文义改。

上为末，糊为丸，如梧桐子大。每服七十丸，同甘草汤送下。

又法　治大人及小儿白痢鱼冻色者，杀白鸭血，用好酒滚泡鸭血，连酒食下，即止。

又法　治噤口痢，用枇杷叶去毛蜜炙，砂仁十个蜜炙，俱为末，蜜调，抹口上。

又方经验　治冷肠滑及下痢频并。

白术二两　粟壳蜜炙，一两　干姜泡　甘草炙，各一两半　木香一两　肉果①生，十个　诃子去核，一两

上为末，糊为丸，如梧桐子大，每服五十丸，米汤送下。泄泻服之，神效。

呕吐二十

夫呕吐，出于胃气之不和，人所共知也。有胃寒，有②胃热，有痰水，有宿食，有脓血，有气攻。凡是数者，须究其所因。或寒则喜热而恶寒，热则喜冷而恶热。痰水者，吐沫，怔忡，先渴后呕；宿食者，若胸腹胀满，膈吞酸③。若腥气、恶心，乃脓血之聚，所以痈脓不须治，脓尽则自愈。若七情内郁，关格不平，此气攻之证也。或恶心呕吐，恶闻食味，汤水不纳者，此则翻胃之垂绝者。大

---

①　肉果：即肉豆蔻。
②　有：原脱，据《仁斋直指方》补。
③　酸：原作"骏"，据《仁斋直指方》改。

抵脉紧而涩者难治，呕吐思水者易解，此必然之理也。

主方经验 治水气呕吐，脉滑而细，不纳。予考治法，呕加用半夏以消痰，用茯苓而利水去痰，痰消其呕自止。

半夏六两，泡　赤茯苓五两

上咀，每服五钱，姜十片，水煎。吐不止者，加姜汁半盏服之。

又方经验 治吞酸，脉滑。因有热在胃口上，故吞酸也。

半夏泡　赤茯苓　吴茱萸　栀子酒炒　黄连　陈皮各一两半　甘草五钱　砂仁　香附各一两

上咀，每服五钱，姜三片，水煎服。

加减参苓散 治外感风寒，内伤生冷，呕吐痰涎，脾胃虚弱。

半夏　陈皮各一两半　甘草五钱　人参　白术　白茯苓各一两

上咀，每服五钱，姜三片，枣一枚，水煎。无痰，皆可除去半夏、陈皮；胃冷，加丁香；气痛而呕，加干姜、白芍药、肉桂；胸满气急，加枳实、半夏；不思饮食而呕，加白豆仁、半夏、厚朴。

加减丁香汤 治宿食，寸口脉紧而实，呕吐痰饮，留滞中脘。

陈皮二两　半夏　白茯苓各一两　甘草五钱　丁香　砂仁各一两

上咀，每服五钱，姜三片，水煎。有痰，加枳实、南星、青皮；呕逆，胃中有热，膈上有痰，用痰涎①门陈皮汤加枳实、黄连、生姜汁；久病呕，胃虚寒，不纳五谷，则用附子干姜汤合陈皮汤。

一法经验 治呕吐，朝食暮吐，暮食朝吐，大便不通，小便利。用附子五钱，砒五分另研，巴豆霜一钱。上各为末，黄蜡为丸，如梧桐子大，每服二丸，白汤送下，以利为度。

又法 治呕吐不下，饮食即吐者，用鸡卵一枚，熟水浸，微冷内热，即吞之，良。

加减柴芩汤方见伤寒门 治热证呕吐黄水不已，加良姜一两，用尘壁土末煎干切片，加陈皮、人参、胡椒、白米、干姜、厚朴、半夏、红豆、白豆仁、砂仁、木香、丁香、草果、甘草各等分。

泄泻二十一

春伤于风，夏必飧泄，邪气流连于肌肉之内，后为因肠②胃虚弱以乘袭之，遂成泄泻。或因七情伤感，脏气不和，亦致③溏泄，邪气久客肠胃，则为不④禁之患。治疗之法，寒则温之，风则散之，热则清之，温则利之，此不易

---

① 涎：原无，据本书后文痰涎三十补。
② 肠：原作"伤"，据《严氏济生方》改。
③ 致：原作"知"，据《严氏济生方》改。
④ 为不：原作"不为"，据《严氏济生方》乙正。

之法也。治泄①一证，最②忌五虚，五虚者，脉细、皮寒、少气、前后泻痢、饮食不进。得此证者必死，其有不死，若得粟粥入胃者则泄止，诚斯言也。大抵脉沉细者易治，洪大者难疗也。

主方经验 治肠虚泄泻，右尺脉微，止呕进食。

藿香 砂仁 莪术各一两 干姜 肉桂 小茴香炒 草果 麦芽 益智仁 陈皮 神曲炒 桔梗各一两 甘草三钱 苍术泔水浸，五钱

上为末，每服五钱，姜三片，枣一枚，入些少盐调汤送下。

加减干姜汤方见中③寒门 治脏腑停寒，泄泻不止，左尺脉迟是也。

加减皮术汤 治诸般泻痢不止。

陈皮 苍术泔水浸 厚朴制，各一两 甘草五钱 猪苓 泽泻各一两半 白术 赤茯苓各二两 肉桂八钱

上咀，每服五钱，姜三片，粳米一撮，水煎服。暑加香薷，食少加砂仁，久泄不止加肉桂、诃子，虚寒加干姜、附子，小便不利加车前子。

加减四神丸 治脾泄、肾泄。

肉桂二两 木香三钱 小茴香 破故纸各二两

---

① 泄：原作"世"，据文义改。
② 最：原作"再"，据《普济方》改。
③ 中：原无，据本书前文中寒第二补。

上为末，生姜汁煎枣肉为丸，如梧桐子大，每服三十丸，盐汤送下，加神曲、麦芽尤妙。

一法经验　治冷热不调，泄泻，里急后重，用吴茱萸炒黄连、白芍药各等分，上各为末，糊丸如梧桐子大，每服三十丸，米饮送下。

加减苓术散_{方见中①暑门}　治伏暑泄泻及冷热皆可用，去朱砂。

加减陈②皮汤_{方见伤寒门}　治感瘟③泄泻。

霍乱二十二

夫阴之所生，本在五味，以此观之，五味能养五脏，过亦能伤五脏。五味过尚乃有伤，何况饱食脍炙烹④饪等偏厚之味乎！其眠卧冷席，多食寒浆，胃中诸食结而不消，阴阳二气拥而反戾，挥霍之间，变成吐利。其霍乱，内有所积，外有所感，阳不升，阴不降，乖膈而成。脉虚则心热，脉浮而有汗。大抵脉浮而洪易治，微迟难疗。有夏月中暑，亦令人霍乱吐泄，临证之时，当审辩之。

主方经验　治霍乱已愈，脉实而大，烦热多渴，小便不利。

人参　半夏　麦门冬_{去心，各一两}　白术　白茯苓　陈

---

① 中：原无，据本书前文中暑第三补。

② 陈：原作"梗"，据本书阳明十一改。

③ 瘟：原脱，据本书阳明十一改。

④ 烹：原作"享"，据文义改。

皮各一两半　甘草五钱，炙　小麦半合

上咀，每服五钱，姜五片，乌梅一个，水煎服。

加减藿香散　治霍乱吐泻，脉沉而细。风寒湿之要药也，或吞来复丹。

藿香一两半　厚朴　半夏各一两　苍术泔水浸　陈皮各二两　甘草五钱

上咀，每服五钱，姜五片，水煎。小便不利加猪苓、泽泻，伏暑加扁豆、香薷，寒加干姜，头疼加白芷，热加柴胡、前胡。

加减干姜汤方见中寒门　治吐泻通用，加青皮、陈皮，厥加附子。

又方经验盐汤法　治干霍乱，心腹绞痛，欲吐不吐者，先以盐汤一碗，顿服后吐出令透，不吐再服。续用干姜汤倍加陈皮，或用伤寒门陈皮汤加肉桂、白茯苓，倍加枳实。

盐熨法　治霍乱吐泻，心腹作痛，炒盐一碗，纸包绢护，放脐上，或火熨。

发痧二十三

夫发痧者，江南所在皆有之，古方不载。所感如伤寒，头痛、呕吐、恶热、手足指末惟厥，或腹痛闷乱，须臾能杀人也。先煎浓艾汤试之，如吐则是。近时多看头额及胸前两边，有小红豆点在皮肤者，以大灯草、香油蘸于红点处，爆者是，名曰水伤寒也。或服葱头汤，汗出而愈。如腹痛不止，用针于两手大指甲边出血，血出^①即瘥。或二脚坠肿，亦多水沙，可于委中穴刺血即愈。盐汤吐法治心腹绞痛，冷汗出，胀闷欲死，名扰腹痧^②，又名干霍乱。由山岚瘴气，或因饥饱失宜而得者，用盐半盏，以热汤泡一碗，令病人尽服。又法，鸡羽探咽喉令吐，所食盐汤尽出即愈。

主方经验　治绞肠痧，脉弦。

陈樟木　陈皮　陈壁土各等分

上咀，每服用盐一撮，水煎去渣，连进三四服即安。

加减调气散　治少^③腹痛，脉细而迟，或吐或泻。

肉桂　厚朴　苍术　藿香各一两　半夏　赤茯苓　陈皮各二两　甘草五钱

上咀，每服五钱，姜三片，水煎。如四肢厥冷，加干姜。

加减干姜汤方见中^④寒门　治吐泻后四肢厥冷，治绞肠痧痛不可忍，展转在地，或起或卧，其肠绞缩在腹中。若毒之深，令人须臾死，古方名干霍乱，急用煎盐汤灌之，盐一到腹则定。又方，将硼砂炒令赤，冷水一合，澄清服之。

一法　治绞肠痧，用胡椒二十四粒研细，热酒调下。

---

① 出：原脱，据文义补。
② 扰腹痧：即绞肠痧。
③ 少：此后原衍"证"字，据文义删。
④ 中：原无，据本书前文中寒第二补。

又法　治痧病或呕吐泄泻，用蓼花根、叶子全采，同煎汤服。

腹痛二十四

夫腹痛者，气、血、痰、水、食积、风冷之诸证也，每停聚而不散，若虫痛则乍作乍止，来去无定，又有呕吐清水之可验也。夫痛出于胃虚，冷物所伤，积气所作。寒痛者多，热痛者少。疗病如濯衣，必先去其垢污而得可以调理，此言意也。大抵脉细而迟易治，脉实而大难疗。

主方经验　治男子、妇人胃虚冷气不行，攻刺心腹痛，胸胁及膀胱、小肠、肾气疼及妇人血气刺痛，脉弦而紧是也。

玄胡索　肉桂　干姜各二两　苍术　宿砂　丁皮　厚朴各一两　槟榔　莪术　三棱　白茯苓各一两半　甘草　青皮　枳壳　乌药　香附米　白芍药各七钱

上咀，每服五钱，姜一大片，水煎服。如大便气结，先吞三先丸泄之亦可。

又方经验　治腹痛，用高良姜以作大片，先用吴茱萸慢火，小顷陈壁土，先二味同炒，以米酸醋同炒，只用良姜为末，每服二钱半，空心服之。

加减蝎香丸　治诸般积气痛，脉滑而数。宣通腑脏，立效。

全蝎七个，炒　木香二钱半　胡椒二钱　巴豆十粒，另研去壳上各为末，入巴豆霜，令均汤化，糕饼为丸，如麻子大，朱砂为衣，每服十丸。如心膈痛，柿汤下；腹痛，煨姜汤下或醋汤下；肺气胜者，加桑白皮汤；脐下贲豚痛，炒茴香酒下；大便燥结而痛，蜜汤下；胃虚，槟榔末汤下；气噎，木香汤下；宿食不消，清茶下。

又方经验 治心脾气痛。

草果一两半　玄胡索　五灵脂各一两　没药

上为末，每服三钱，温酒调下。

一法经验 治心腹卒暴痛如刀割，左尺脉实也。

大黄一两　巴豆去壳，油炒　干姜各五钱

上各为末，糊为丸，如绿豆大，每服二丸，量人虚弱用之，以泄为度。又法：治风冷入脾，气逆，上攻作痛，不可忍者，肉桂一具为末，紫苏汤下，每服三钱，水煎服亦可。

加味经验桂姜汤 治腹痛不止者。

肉桂　良姜　白芍药各二两　香附米　砂仁　厚朴各一两半　甘草五钱

上咀，每服五钱，姜三片，水煎服。

咳嗽二十五

夫咳嗽者，痰塞中脘不下而冲动肺也。由感风寒伤冷，挟热受湿，瘀血停水，与夫肺实、肺虚，皆能壅痰而发嗽也。感风则鼻塞声重，伤冷则凄凉怯寒，挟热则焦烦，受湿则缠滞，瘀血则膈间胀闷，停水则心下怔忡。或实或虚，或嗽痰黄白，吐之稠黏，犹可治也。夫肺为风之主，肾为气之脏，凡咳嗽暴重，自觉气从肺下逆上，此肾虚不能收气归元也。大抵嗽，脉浮为风，紧为寒，数为热，浮紧则虚寒，沉数则实热，弦涩则少血，洪滑则多痰。脉浮而濡易治，脉伏而沉难医。治咳嗽，须用枳壳为佐。枳壳宽中，又能行气下痰，痰下则他证自平。

主方经验　治咳嗽，脉沉，而食此药，顺肺清气。

紫菀　款冬花各一两　人参五钱　五味子　桑白皮各一两半

上各为末，炼蜜为丸，如弹子大，每噙化一丸，或用淡姜汤送下。

加减苏苓散　治肺感寒邪，咳嗽声重，胸满，头目眩晕，右寸脉浮而迟是也。

苏子二两半　赤茯苓　陈皮各二两　桑白皮　杏仁去皮尖　麻黄　甘草各七钱

上咀，每服五钱，姜三片，水煎。痰盛加半夏、南星，气满加枳壳、桔梗，渴①加乌梅、麦门冬。一方加五味子。

加②减宁嗽汤　治嗽通用。

苏叶　细辛　五味子　桑白皮各一两半　半夏　陈皮

---

① 渴：原作"喝"，形近而讹，据文义改。
② 加：原漫漶不清，据文义补。

枳壳　桔梗　杏仁去皮、尖，各一两　甘草　款冬花　紫菀
当归　赤茯苓各七钱

上咀，每服五钱，姜三片，乌梅一个，水煎服。寒加
肉桂、干姜，热加柴胡、黄芩、薄荷，感风加麻黄、川
芎，嗽加生地黄、赤芍药，肺虚加人参、阿胶，久嗽加
粟壳。

加减仁黄汤　治风咳嗽，肺气喘急。

杏仁去皮、尖　麻黄各二两　荆芥　甘草各七钱　桔梗一
两半

上咀，每服五钱，姜三片，水煎。咽喉痛甚者，煎药
熟后加朴硝少许；有痰，加半夏、枳实。

加味经验补肺汤　治肺虚，脉细而数，气逆，久嗽
不止。

阿胶　苏子　桔梗　半夏各二两　甘草　细辛　紫菀
款冬花各五钱　杏仁去皮、尖　陈皮　桑白皮各一两　青皮
砂仁　五味子　草果各一两

上咀，每服五钱，姜四片，紫苏三叶，水煎服。

加减麻黄汤　治风寒痰闭腠理及喘急。

桔梗　麻黄各一两　杏仁去皮、尖　赤茯苓　陈皮各一两
半　甘草　石膏各一两

上咀，每服五钱，水煎。有热加酒炒黄芩，血虚加当
归，劳嗽用四物汤加竹沥、姜汁。

咯血二十六

夫咯血者，或劳伤，或六欲因身，肺由积热所致。有七情相干，酒色过度，因元气不足，故血盛气随逆上，呕吐，卒以涎血，或咯吐鲜血，而四肢逆冷，潮热往来，面红喘急，呕吐，恶心，或咳嗽红痰，其嗽连续而不已。惟夫血不荣肌，故寒邪在皮毛，皆能入肺，而自此得之，所以为肺，娇脏也。治疗之法，宜清心寡欲，或戒暴怒，补养荣血而愈矣。大抵脉沉细顺，洪大细数者逆也。

主方经验 治肺热咯血，二尺脉弦而细，右寸脉芤是也。

黄连净，二两半　赤茯苓一两　阿胶炒，一两

上为末，水调阿胶末和匀，众手为丸，如梧桐子大，每服五十丸，食后米汤送下。

又方经验 治咯血、吐血，此药大能顺肺止嗽。

白茯苓　甘草　麦门冬去心，各二两　阿胶炒，一两　杏仁去皮、尖　贝母各二两半

上为末，炼蜜为丸，如弹子大，每服一丸，津咽下。

加味经验顺肺汤 治上焦热壅，咳血稠痰连声，并气不透。

桔梗　薄荷叶各一两半　防风　桑白皮　黄芩　前胡　柴胡　苏子各一两半　赤茯苓　枳壳　天门冬　杏仁去皮、尖　白芍药各一两　甘草五钱　川芎八钱

上咀，每服五钱，姜三片，枣一枚，水煎服。或吃梨亦可。

加减芪荷散 治劳伤肝经，脉洪而芤，唾中有血，咽喉不利，或嗽血痰，大能止嗽。

黄芪 薄荷 生地黄 天门冬去心，各二两 阿胶蛤粉炒 茅根 桔梗 川芎 麦门冬去心 蒲黄炒黑 贝母 白茯苓 白芍药 当归各一两 甘草炙，五钱

上咀，每服五钱，姜三片，桑白皮一撮，枣一枚，水煎。如嗽血，加五味、百部、百合；血不止，加侧柏叶、藕节、没药。

加减阿胶丸 治肺虚脉洪，客热伤肺，嗽血、吐血。

阿胶炒 生地黄 白茯苓 五味子 山药各二两 贝母 百部 柏子仁各一两半 茯神去木 丹参 杜仲 麦门冬 远志去心 人参 防风各一两

上为末，炼蜜为丸，如弹子大，每服一丸，食前用薄荷汤送下。凡嗽无效，胸膈胀闷，乃宿血乘肺，入苏叶、姜汁服。

一法经验 治吐血不止，用槐花，不拘多少，略炒为末，每服二钱，茶清调下。

声哑二十七

夫心者，乃声音之主，肺为声音之门，肾为声音之根。风、寒、暑、湿，气、血、痰、热，邪气有干于心肺

者，病在上脘，随证解之，散邪气则天籁①鸣矣。夫肾虚为病，不能纳气归元，故气上咳嗽，痰壅，或喘或胀，或髓虚多唾，足冷骨痿，胸腹经②骸俱为之牵制。其嗽愈重，其气愈乏，其声愈焦，须当审于受病之处，图之可也。

主方经验 治失音。

苏叶　荆芥　木通各一两半　陈皮　当归　肉桂各一两
石菖蒲　白芍药　白茯苓各一两　枳壳　甘草各七钱

上咀，每服五钱，水煎服。痰饮声沉，用石菖蒲煎汤，吞白丸子五十丸。

加减地黄丸 治肾③虚失音，脉沉而迟是也。

熟地黄八两　山茱萸去核，净，三两　白茯苓　山药
牡丹皮去木，各四两　泽泻二两

上为末，炼蜜为丸，如梧桐子大，每服七十丸，空心酒送下。如要生津，加五味子。

又方经验 治风邪气留滞失音，用肉桂、石菖蒲各二两为末，每服二钱，新水煎服。

加减陈④皮汤 方见伤寒门　治失音，加石菖蒲；治湿，声哑，加肉桂。

---

① 天籁：天，原作"元"，形近而讹，据《仁斋直指方》改。自然界的声响。

② 经：《万病回春》作"百"。

③ 肾：原作"胃"，形近而讹，据文义改。

④ 陈：原作"梗"，据本书前文伤寒总论阳明十一改。

加减陈①**皮汤**方见痰涎②门　治失音，加丁香、砂仁。

一法经验　治风邪不语，毒缠在内，用南星、陈皮、生姜各等分，上咀，水同煎，加紫苏叶服。

伤风二十八

夫伤风，乃四时之失序也，或表风中在经络中，随往流注，以日传变，或咳嗽黏痰，鼻塞声重，憎寒发热，头疼面赤，四肢逆冷怕寒。或无汗恶寒，宜散，有汗恶风，解表而治。受病亦有不同者，且风为天地浩荡之气，四时八风之变，未尝无也。

主方经验　治头疼，脉实，发热，咳嗽，声重，鼻塞。

荆芥　白芷　陈皮各三两　麻黄　苍术各一两　甘草五钱

上咀，每服五钱，姜三片，葱白三茎，水煎服。

加减桂枝汤　治四时伤寒，头疼、发热、干呕、汗多，左寸脉浮。

赤芍药　桂枝各一两　甘草五钱

上咀，每服五钱，姜三片，枣一枚，煎服。春秋可服，夏至以前加黄芩，以后加知母、石膏。若病寒，不用加减。

---

① 陈：原作"皮"，据本书后文痰涎三十改。
② 涎：原无，据本书后文痰涎三十补。

加减金沸草散　治肺经受风，脉弦而浮，头目昏眩，咳嗽声重，涕唾稠黏，及治四时壮热恶寒。

荆芥　金沸草　麻黄各一两半　前胡　半夏　枳壳各二两　甘草　赤芍药各一两

上㕮咀，每服五钱，姜三片，枣二枚，煎。嗽多加五味子、杏仁，气喘加桑白皮、瓜蒌仁，头疼加细辛、川芎，热盛加黄芩、柴胡，喉燥加朴硝、桔梗。

感冒二十九

夫感冒者，外感风寒，内伤生冷，及四时不正之气。或寒湿不节，或调理失宜，或乍暖脱衣，或热甚饮冷，因中脘停痰所致。其状类伤寒，壮热，头疼，目眩，肢体拘急，呕吐，恶心，不进饮食。大抵宜解表，得微汗而愈矣。又云：轻则感冒，重则伤寒也。

主方经验　治诸风上攻头目，鼻塞重声。

薄荷　荆芥　川芎各一两半　羌活　细辛　白芷各一两　甘草　防风各八钱

上末，每服三钱，食后茶清送下。

加减苏叶散　治四时发热，头疼，咳嗽痰涎，中脘痞满，呕吐痰水，脉弦而实。宽中快膈，一切发热，皆能取效，不问内外所伤。

木香五钱　苏叶　干葛　半夏泡，各一两　前胡　人参　白茯苓各一两半　枳壳　桔梗各二两　甘草五钱　陈皮　川

芎各一两

上咀，每服五钱，姜三片，葱头三根，水煎。气盛者，不用木香；鼻衄出多者，除木香，加四物汤，名茯苓补心汤；头疼，加细辛、葱头；咳嗽，加五味子、杏仁；喘，加桑白皮、葶苈；呕逆，加砂仁、藿香。

加减苏甘散 治四时伤寒瘟疫，头疼，脉弦而涩，寒热往来，不问两感风寒，内外之证，并治之。

苏叶二两　甘草一两　陈皮　香附子各一两半　白芷川芎各七钱

上咀，每服五钱，姜三片，葱头三个，水煎。如不头疼，去川芎、白芷；偏头疼，加细辛、石膏、薄荷、荆芥；自汗，加桂枝；气促，加大腹皮、桑白皮；胸膈痞塞，加桔梗；饮食不得化，加砂仁、青皮；伤风不解，潮热往来，加地骨皮、柴胡、薄荷、人参；初感风头疼，加羌活、川芎、前胡；感冒，腰疼不能屈伸，加官桂、桃仁、赤芍药；肚疼不可忍，加姜桂、吴茱萸、木香、肉桂；妇人胸膈痞疼，胁肋刺痛，加木香、枳壳、砂仁；脾胃不和，中脘不快，加麦芽、神曲；伤食吐泻，腹痛，加干姜、木香、肉桂；□□，加丁香、砂仁；感寒，壮热恶寒，不能转动，加中寒门芎①归散；潮热往来，加痰涎②门陈皮汤服。

---

① 芎：原作"川"，据本书前文中寒第二改。
② 痰涎：原作"伤寒"，据本书后文痰涎三十改。

痰涎三十

夫痰涎者，津液之异名也。人之气血和平，关膈条畅，则痰散而无也。气脉闭塞，脘窍凝滞，则痰聚而有也。痰之发动者，岂无自而然哉！风搏寒凝，暑烦湿滞，以致诸热蒸郁，啖食生冷煎炒、腥膻咸辣、动风发①气等物，皆能致痰也。予考肥人多痰，尝见瘦人亦有之，何也？盖脾统血行气之经，气血俱盛，何痰之有？过思饮食，伤损经络，脾血既虚，孤气独盛，湿因气化，故多痰也。游溢各经，无所不至，痰气既盛，客必胜主，或夺于脾之大络也。气则倏②然仆地，此痰厥也。升于肺者，则喘急咳嗽；迷于心者，则怔忡恍惚；走于肝，则眩晕不仁，胁肋胀满；关于肾，则哈而多痰唾；流于中脘，则呕泻而作寒热；注于胸，则咽膈不利，眉棱骨痛；入于肠，漉漉有声；散于胸背，则揪触一点疼痛，或寒如手足，或背痹一边。散则有声，聚则不利，皆痰所致也。痰者肺之液，涎者脾之液。脾胃一和，痰涎自散矣。

主方经验 治痰涎脉浮而涩，快脾消食，顺气止痰。

半夏　南星各四两　生姜　晋矾各一两　皂角二两

上用南星一大块，用水煎，至无白点者为度，拣去皂角不用，将南星、半夏、生姜切细，晒干或用火焙干，研

---

① 发：此后原衍"风"字，据《杂病广要》删。

② 倏：原作"条"，形近而误，据《寿世保元》改。

细入后药。

紫苏子　砂仁各二两　青皮　杏仁　陈皮　枳壳　白
茯苓各一两半　麦芽　萝卜子炒　香附米　山楂子　槟榔各
一两

上为末，姜汁糊丸，如梧桐子大，每服七十丸，食后
茶清送下。食少加白豆仁，气加木香。

加减苏子汤　治虚阳上攻，气不升降，上盛下虚，痰
涎壅盛。

苏子　半夏　当归各一两半　前胡　肉桂　陈皮各一两
甘草七钱　厚朴二两

上咀，每服五钱，姜三片，枣一枚，水煎。或用药水
吞黑铅丹以固元气，喘者加沉香、枳壳。

加减砂香汤　治阴阳壅滞，气不升降，胸膈痞塞，喘
促短气。又治脾胃留饮，咽酸，胁下肢节常觉妨闷。

砂仁　香附米各二两　甘草一两　沉香七钱

上咀，每服五钱，入盐少许，水煎，温服。如心腹疼
痛，加乳香。

加减陈皮汤　治痰饮为患，脉弦，或呕吐，或恶心，
或眩晕，或心悸，或中脘不快。饮食生冷，饮酒过度，脾
胃不和，并治之。

半夏泡　陈皮各二两半　白茯苓二两　甘草一两，炙　丁
香五钱　砂仁一两半

上咀，每服五钱，姜三片，水煎服。如痰盛有热，去

丁香、砂仁，加枳壳、南星、枳实；中脘有痰不利，加桔梗并枳壳，去丁香、砂仁。

加减半夏汤　治胸膈停痰，脉弦而数是也。

旋覆花　枳实各二两　半夏泡　陈皮各一两半　细辛青皮　枳壳　赤茯苓　苏子　人参各一两　甘草五钱

上咀，每服五钱，姜三片，水煎。热加柴胡，渴加乌梅，嗽加紫菀、款冬花。

又方经验　治内热有痰，诸饮停滞，右寸脉滑。

大黄酒蒸　黄芩各二两　青蒙石硝煅，一两　沉香五钱，不见火

上为末，糊为丸，如梧桐子大，朱砂为衣，每服五十丸，茶清送，谅①虚实。

一法　治痰之为物，随气升降，无处不到，脉浮，当吐。用中②风门皂矾③散，用鹅毛探吐，鹅毛以桐油浸，以皂角水洗净，晒干待用。

饮水病三十一

夫水之与④饮，同出之异名也。惟脾土有亏，故平日所饮水浆不能传化，或停于心，或隔于脑，或注⑤于经络，

---

① 谅：体察。
② 中：原无，据本书前文中风第一补。
③ 皂矾：原作"矾皂"，据本书前文中风第一乙正。
④ 与：原作"为"，据《仁斋直指方》改。
⑤ 注：原作"洋"，形近而讹，据《杂病广要》改。

或溢于膀胱，往往因此而致病矣。孰谓血气痰涩能生诸疾①，而水饮之不能为恙②乎？惟水饮漉漉有声，或喘或呕泻、胀满痞塞、眩晕怔忡、寒热浮肿、多睡短气、满闷肠鸣、骨节冷痛，则曰气分。经脉不行，血化为水，四肢红肿，则曰血分。凡此等证类，皆水气所作，必究其所源而疗也。大抵脉洪而大易治，沉细难疗矣。

主方经验　治水饮血分，脉沉而石是也。

瞿麦　川芎　赤芍药　大黄蒸，各一两半　甘草五钱
陈皮　莪术　三棱　槟榔　苍术　桑白皮　大腹皮各一两
青皮　葶苈各一两

上咀，每服三钱，姜三片，水煎服。

加减半夏汤　治水饮通用。

川芎　半夏　赤茯苓　青皮　陈皮各一两半　枳壳　肉桂　白术各一两　槟榔　甘草各七钱

上咀，每服五钱，姜三片，水煎。喘加麻黄，嗽加五味、杏仁，呕加半夏、生姜，泄加苍术、白术，痞膈加枳壳，胀满加砂仁、白豆仁，眩晕加川芎、南星，怔忡加赤茯苓、茯神。

加减苓术散方见中③暑门　治流水水饮，小便不利，去辰砂。

---

①　孰谓血气痰涩能生诸疾：原作"熟为气涩能生诸痰"，据《仁斋直指方》改。

②　为恙：原作"养"，据《仁斋直指方》改。

③　中：原无，据本书前文中暑第三补。

注夏三十二

夫注夏者，人于春末夏初有此患，头痛脚软，饮少体热，春夏剧，秋冬而瘥，而脉大者，世俗所谓之注病者是也。

主方经验 治阴虚元气不足。

黄芪 人参各二两 甘草 陈皮 当归各一两半 白术 黄柏 赤芍药各一两

上咀，每服五钱，水煎服。如挟痰，加陈皮、半夏，或用生脉散治之亦可。

一法经验 治注夏，用枸①杞子、五味子研细，放在瓶内，用滚白水泡浸，封瓶口三日，取三盏，温服数次即愈。

拂郁三十三

夫拂郁者，因气体虚弱，外感四时，内为七情所伤。若气血冲和，则百病不生，一有拂郁，诸病生焉。火郁发也，当看何经受病。郁有火、气、湿、热、痰、血、食也。凡郁中焦，则开提其气以②升之。假令食在气上，气升则食自降，余不可不辩也。

主方经验 治解诸郁。

香附米 苍术泔水浸 神曲各一两半 川芎 栀子各□两

---

① 枸：原作"狗"，形近而讹，据文义改。

② 以：原作"之"，据《金匮钩玄》改。

上各为末，水为丸，如绿豆大，每服五十丸，清汤送下。若气郁，加香附子，倍苍术、抚芎；湿郁，加苍术、白芷、川芎、白茯苓；热郁，加山栀子、青黛、香附、苍术、抚芎；湿痰，用海石、香附米、南星、瓜蒌；血郁，加桃仁、红花、青黛、川芎、香附米；食郁，加香附米、苍术、山楂、神曲、针砂；诸郁，春加防风，夏加苦参，秋加吴茱萸、苍术、抚芎，总解诸郁。

哮病三十四

夫哮者，邪气伏藏，痰涎浮涌，呼吸不得①，气促喘急，填塞肺脘，激乱争鸣，如鼎之沸②，而喘之形具矣。有肺虚挟寒而喘者；有水气乘肺而喘者；有胃络不和，喘出阳明之气逆；真元耗损，喘于肾③气之上奔④。如是等类，皆由寒涎而致。盖正气欲绝之时，邪气盛行，多壅逆⑤而为喘。然喘之危恶，不可以寻常也。大抵脉浮而滑易治，微细而涩难医。

主方经验 治哮，用精⑥猪肉二斤，细切骰子⑦大，砒

① 不得：此后原衍"吸于上"，据《仁斋直指方》删。
② 沸：原作"拂"，形近而讹，据文义改。
③ 肾：此后衍"者"字，据《杂病广要》删。
④ 奔：原脱，据《杂病广要》补。
⑤ 逆：原作"遂"，形近而讹，据《仁斋直指方》改。
⑥ 用精：原作"精用"，据文义乙转。
⑦ 骰子：原作"骸子"，形近而讹，据《丹溪心法》改。旧时赌具，多骨制，为正方形的小立体，六面分刻一至六点，赌博时用以投掷。

一两为末，拌匀①，分作②六分，纸筋③泥包，火烘干，于无人处炭火煅，令青烟尽，放地上一宿，取出为末，汤浸，蒸饼为丸，如绿豆大。大人服二十丸，小儿服十丸，茶清下，看虚实。

加减苏苓散方见咳嗽门　治肺感寒邪，气上哮喘咳嗽。

一法　用鸡子，略④敲壳，不要损膜，浸尿缸⑤中三四日⑥夜，煮⑦食之，盖鸡子能去风痰。

喘急三十五

主方经验　治七情郁结，上气喘急。

槟榔三两　枳壳二两　木香五钱　乌药二两

上为末，糊为丸，如弹子大，每服一丸，用姜汤磨下，或加沉香亦可。

加减清肺汤　治上气喘嗽，及肿满气急。

桔梗　紫苏叶　五味子　陈皮　杏仁各一两　甘草　苏子炒　桑白皮　半夏各二两　枳壳　瓜蒌仁　大腹皮各一两

上咀，每服五钱，姜五片，水煎热服。肺虚加粟壳、

---

① 拌匀：原作"抅抅"，据《丹溪心法》改。
② 分作：此后原衍"为末分"三字，据《丹溪心法》删。
③ 筋：原作"斤"，形近而讹，据《丹溪心法》改。
④ 略：原作"咯"，形近而讹，据《丹溪心法》改。
⑤ 缸：原作"釭"，形近而讹，据《丹溪心法》改。
⑥ 三四日：原作"三十四"，据《丹溪心法》改。
⑦ 煮：原作"著"，据《丹溪心法》改。

阿胶。一方加前胡、百部。

一法经验 治喘嗽，用椒木为末，每服三钱，姜汤调下。不能卧，人扶坐者用此。

诸气三十六

夫阴阳之所流行者，气也；血脉之①所流行者，亦气也；荣卫之所运转者，亦气也；五脏之所相生相养者，亦气也。盛则实，衰则虚，顺则平，逆则病。气者也，独非人身②之根乎？盖喜乐恐惊，属心胆肾，过则为怔忡、健忘、失志，不足之证；恐忧思悲，属肝脾脉络，过则为狂痫、噎嗝、肿胀、疼痛，有余之证。苟为饮食所伤，寒冷所感，呕逆抢心，绕腹刺痛，思则结为有形积块。谚云：冷则成气。今人坚执此理，每用香燥之剂。殊不知亢则害，承乃制③，气盛似火，凡气有余是火也，法宜清凉之，以辛凉④为君，其甘苦为佐。上焦气热，酒炒芩、连，下焦气热，盐炒栀、柏，所以酒升而盐则导下。抑且风为肺主，胃为气元，清肺理气，最为治病之要。盖治虚气用参、芪，深得其理。所以耗散者养其气，当行正道之法。果是有余积气，量行开郁霸道，然后养胃，庶使将来不苟取一时之效以误人也。审人气体虚实，用药为最。

---

① 血脉之：原漫漶不清，据《丹溪心法》补。
② 身：原作"心"，据《仁斋直指方》改。
③ 乃制：原作"郁"，据《素问·六微旨大论》改。
④ 凉：原作"温"，据文义改。

主方经验 治气滞而胸膈痞闷，恶心，宿食不消，心腹疼痛，脉沉而伏是也。

白豆仁二两 丁香 木香 檀香各五钱 甘草一两 藿香 砂仁 枳壳 乌药各一两半

上咀，每服五钱，淡盐汤调服。

又方经验 治老人气滞腹痛不可忍者，用鹿角浓磨于酒内，再用雄黄同磨二三次，服之立效。或用鹿茸方亦可。

加减参夏汤 治七情之气郁于心腹，痛不可忍者，脉迟而细是也。

人参 半夏泡，各一两半 肉桂□两 甘草五钱

上咀，每服五钱，姜五片，水煎温服。眩晕加乳香。

加减沉香汤 治一切气逆，胸膈噎塞，心脾卒痛，呕吐酸水，丈夫小肠气，妇人脾血气。

桂心 宿砂各二两 木香五钱 干姜 莪术 青皮各一两半 茴香 陈皮 丁皮 良姜 三棱各一两 沉香 檀香各五钱 香附米二两半 甘草七钱

上咀，每服五钱，姜五片，苏叶七片，水煎。一方加藿香、枳壳、槟榔。虚寒，加附子、胡椒；呕吐，去木香、檀香，加茯苓、半夏。

加减神宝丸方见肚①痛门 治诸般积气。

_____

① 肚：疑误。

世医通变要法

六二

加减甘桔汤 治诸气痞结滞闷。

枳壳三两　桔梗二两　甘草一两

上咀，每服五钱，姜三片，水煎服。有郁气加香附米。

一法经验 治阴阳交滞，心腹胀满，留饮停酸，积冷诸证。用沉香五钱，砂仁、香附米各二两，甘草□两，各为末，淡盐汤调服。

脾胃病三十七

夫人以脾胃为本，纳五谷，化精液①，其清者入荣，浊者入卫，阴阳得此，是为之纲纪。故阳发于四肢，阴行于五脏，土旺于四时，善载于万物。人得土以养百骸，人失土以枯四体，胃土一伤，四脏皆无生气，故病日笃矣。盖万物从土而出，亦从土而归，补肾不若补脾，此之谓也。东垣以饮食自伤，医多妄下，清气下陷，浊气不降，内生䐜胀，所以胃脘之阳不能升举，其气陷入中焦，当有补中益气，使浊气得降，不治②自安。大抵饥饱失时，酗酒，大伤脾胃，过则为关格③、呕吐、泄泻、不食等证。调理者先以消导，次以暖胃。香、砂、青、陈、苓、术胜湿之药，湿气一消，脾快善食，饮食既通，何病之有？今

① 液：原作"溢"，据《明医杂著》改。
② 治：原作"能"，据《明医杂著》改。
③ 关格：原作"关节"，据文义改。

观《明医杂著》，脾土受病，因虚致甚，忌用香燥助火消阴之剂，只宜枳术丸调理。知者以为医中王道，以愚见，枳术丸乃王道之药，其性且缓，病势以成，随用未必随效。枳术丸调理于未病之先，不能治于已病之后，何耶？脾胃以成积聚肿胀，安能不用霸道？若有阴寒，焉不能用桂、附、豆仁？盖调理脾胃之药固难，而变通加减之法犹难，热则消于肌肉，寒则减于饮食，二者之间，其理最明。予以三家之论，兼以治法，分以条款。如果脾火消阴，只从枳术王道之法，以为政①治；若元禀素弱，思虑伤脾，饮食过时，精神遂减，此清气下陷，食罢无力，中气不足，皆用补中益气、调理脾胃准绳，庶无误矣。

主方经验 治脾胃虚弱，饮食不进，或致呕吐，脉沉而细，及大病后，宜服，调助脾胃，大妙。

人参　白术各二两　甘草　山药　白茯苓各一两半　白扁豆　莲肉去心　砂仁　薏苡仁　桔梗各一两

上咀，每服五钱，姜三片，枣一枚，水煎服，或为米汤调下。不进饮食，加白豆仁。

加减进食陈皮②丸 调脾胃，进饮食，宽胸膈。

陈皮　枳壳　砂仁　厚朴各二两，制　木香三钱　苍术泔水浸　半夏曲　神曲　麦芽　白豆仁各三两　青皮　山楂

---

① 政：通"正"。《逸周书·允文》："宽以政之，孰云不听，听言靡悔，导养时晦。"

② 皮：原脱，据本书后文五噎三十九补。

子　槟榔　白茯苓各一两

上咀，每姜汁糊为丸，如梧桐子大，每服七十丸，姜汤送下。虚寒加良姜、干姜，积气加三棱、莪术，呕吐加丁香。

加减苍术散　治脾胃不和，脉弦而缓，不进饮食，常服暖胃消痰。

苍术米泔浸，五两　厚朴姜汁炒　陈皮各三两　甘草一两草果五钱

上末，每服五钱，姜汤调下，淡盐汤亦可。如不脾湿泄泻，去草果，加茯苓、丁香、白术；痰，加半夏；治伤寒后吐利，食少，加神曲、麦芽、吴茱萸、川椒、干姜、肉桂；若气不快，中脘痞塞，加良姜、砂仁、香附米；若痰疟，加半夏、茯苓；疝气痛，加小茴香；若饮冷伤食，加良姜、青皮；久泄，加诃子；若腿疼痛，加牛膝；若白痢，加吴茱萸；赤痢，加黄连；若头疼，加藁本、白芷、川芎；若疟疾，寒热往来，加柴胡、官桂；若伤酒，加丁香、白豆仁。

加减参苓散①方见呕吐门　治脾胃不和，不思饮食，呕吐，加藿香、砂仁；泄泻，加木香、肉桂。

加减白术丸　治脾胃虚弱。

白术二两　枳实一两　木香三钱　陈皮　神曲　麦芽各七钱

---

① 散：原作“汤”，据本书前文呕吐二十改。

上为末，荷叶包饭，烧为丸，每服五十丸，白汤送下。若气盛，除木香；饮冷内伤，加半夏、干姜；心下不痞闷，去陈皮、神曲、麦芽；饮食不化，加白豆仁、砂仁。

又方经验　治脾胃虚弱，饮食不化，呕吐痰涎，肠鸣泄泻，右关脉微是也。

砂仁　干姜　麦芽　白茯苓各二两　神曲炒　白术　人参　半夏　陈皮各一两半　甘草炙，五钱

上咀，每服五钱，水煎服，加姜三片。上为末，糊为丸，如梧桐子大，姜汤送下。

翻胃三十八

夫翻胃之证，其初也，未有不因五噎、五膈而始者。盖喜怒不常，忧思劳役，惊恐无时，七情伤于脾胃，郁而生痰，涎与气搏，升而不降，饮食不下，呕吐痰涎，或食罢则反，或一二日而反，久不治之，则气体虚弱，脾胃瘦冷，至此亦甚危也。然翻胃者，每大便秘①结，上下壅遏②，气不流行，小便复③利，身微热而手足厥冷者，虚寒之极也。识者忧焉，当顺气化痰，温脾养胃。大抵脉浮而缓者生，沉涩者危也。

① 秘：原作"不"，据《仁斋直指方》改。
② 遏：原作"渴"，据《仁斋直指方》改。
③ 复：原作"腹"，据《仁斋直指方》改。

主方经验 治七情伤于脾胃，以致阴阳不和，胸膈痞闷，停痰气逆，遂成翻胃之病。

陈皮　青皮各二两　丁香　厚朴制　甘草各一两　白豆仁　砂仁各一两半　木香五钱　香附米二两半

上咀，每服五钱，姜三片，水煎服。或为末，盐酒调下。

又方经验 治脾胃虚弱，呕吐，脉弦，翻胃不食。

砂仁　苍术陈者，用水二升，黄土炒熟，去土不用，三两　白豆仁　丁香各一两半

上为末，姜汁糊为丸，如梧桐子大，每服一百丸，姜汤送下。

加味豆香汤 治脾胃虚冷，呕吐不食，脉紧而弦。

红豆二两　丁香　甘草各一两　干姜　青皮　川乌　陈皮　良姜各一两半　胡椒　益智各五钱　白茯苓　半夏各一两半

上咀，每服五钱，姜三片，水煎，入盐一捻，空心服之。加藿香、砂仁，神效。

一法经验 治翻胃不细饮食，用大附子，不切，上下截，留作盖子，勿使碎，将下一截剜窍，以丁香四十九粒安于内，以小截盖之，用线绊缚，置罐内，用姜汁浸过附子为则，慢火熬至干，取附子、丁香和匀，挑少许在掌上，以舌舐而食之，一早数次，忌毒物生冷。

又治 翻胃之证，血虚四物汤，气虚四君子汤，有痰

二陈汤，俱必用童便、竹沥、姜汁、牛羊乳。粪若羊屎①者，断不可治，大肠无血故也。

五噎三十九

夫五噎者，忧思劳气所致也。因七情相干，痰涎凝结，如絮如膜，甚如梅核，塞于咽喉之间，咯不出，咽不下，胸膈痞闷，呕逆妨碍，胸痛彻背，或胁下支②满。治疗之法，调顺阴阳，化痰下气。阴阳平均，气顺痰下，噎③膈之病，无由作矣。脉涩而小，血不足者；脉大而弱，气不足也。

主方经验 治五种噎食不下，胸背疼痛，呕哕，不彻攻痛，泪涎俱出。

人参　桔梗二两　甘草五钱　白术　枇杷叶　干姜各一两　沉香五钱　木香四钱　半夏　杵头糖　荜澄茄各一两

上咀，每服五钱，姜五片，水煎温服。

又方经验 治七情气郁，结聚痰涎，状如破绵絮，或如梅核，在咽喉之间，咯不出，咽不下，中脘痞满，痰涎壅盛，喘急。

半夏　白茯苓各二两　厚朴姜炒　苏叶各一两

上咀，每服五钱，姜三片，枣一枚，水煎服。

---

① 屎：原作"尿"，形近而讹，据文义改。
② 支：原作"肢"，据文义改。
③ 噎：原作"因"，据文义改。

加减进食陈皮丸方见脾胃门　治①补脾，进食，润气。

加减桔梗汤　治痰逆气滞，胸膈不利，疼痛，其脉沉涩者是也。

半夏　白茯苓　香附米　甘草炙　桔梗　枳壳　苏子炒　砂仁各一两半　槟榔　南星　陈皮各一两

上咀，每服五钱，姜三片，水煎。如大便闭结，加大黄；酸水，加红豆、丁香。

加减枳桔汤方见诸气②门　治诸气痞结滞闷。

五膈四十

夫膈者，因③将理失宜，饮食过度，七情伤感，阳气④先结，阴气后乱，脏腑生病，结于胸⑤膈。盖气结于胸膈者为五膈。中脘窒塞，膈间吐噫，食不得下。又有下虚之人，气上控膈，令人心中坚满痞急，肌中苦痹⑥，缓急如刺，不得屈伸⑦，名曰胸膈⑧。其证类乎五膈，当审察之。

主方经验　治五种膈气，三焦痞塞，呕吐痰涎，饮食

---

① 治：疑衍。
② 诸气：原作"寒"，据本书前文诸气三十六改。
③ 因：原作"困"，形近而讹，据文义改。
④ 阳气：原脱，据《严氏济生方》补。
⑤ 胸：原作"脑"，据《严氏济生方》改。
⑥ 苦痹：原作"若脾"，据《严氏济生方》改。
⑦ 屈伸：原作"㖞呻"，据文义改。
⑧ 膈：《严氏济生方》作"痹"。

不下，膈间疼痛，右寸脉伏。

白豆仁一两半　甘草五钱　干姜　青皮　厚朴制，各七钱
木香三钱　白茯苓　陈皮　三棱　莪术各一两半　益智　肉
桂　枳壳　槟榔各七钱

上咀，每服五钱，枣一枚，姜三片，水煎。加①神曲、
麦芽，大妙。

又方经验　治胸膈痞彻，腰胁背痛，喘急昏闷。

枳壳　半夏各二两　桔梗　瓜蒌子各三两

上末，姜汁糊为丸，如梧桐子大，每服七十丸，食后
淡姜汤送下。

加减宽胸汤　治膈气不利，痰涎恶心，不进饮食，脉
滑而涩②。

半夏　白茯苓　枳壳各二两　桔梗　陈皮各二两半　甘
草五钱　香附米　宿砂　槟榔各一两半　木香五钱　苏子
厚朴制　肉桂各七钱

上咀，每服五钱，姜三片，水煎。如四肢厥冷，加附
子、干姜；痰，加南星；热，除桂。

加味丁香散　治痰饮结聚胸膈之间，呕吐涎沫，饮食
不下，痰壅三焦，痞塞不能宣通。

丁香五钱　青皮　陈皮各一两　木香三钱　干葛　良姜
白术各一两半　白茯苓　半夏　南星　神曲　麦芽各二两

---

① 加：原作"如"，形近而讹，据文义改。
② 涩：疑有误。

上为末，米糊为丸，如梧桐子大，每服七十丸，姜汤送下。

加减枇薏散 治脾胃不和，胸膈痞闷，气逆生痰，不进饮食。五膈、五噎并治之。

枇杷叶　薏苡仁各二两　白茯苓　白豆仁　砂仁各一两半　丁香五钱　人参　白术　五味子各一两　沉香五钱　青皮　槟榔　麦芽　陈皮　半夏泡　神曲　香附米各一两　木香　甘草各五钱

上咀，每服五钱，姜三片，枣一枚，水煎。有气，减人参、白术，加苏子、枳壳。

又方经验 治翻胃噎嗝，其效如神，右关脉滑是也。

人参二两　木香五钱　南星一两　甘草五钱　枳壳一两半　白矾　豆豉各五钱

上为末，糊为丸，如梧桐子大，每服六十丸，姜汤送下。

虚损四十一

夫虚损者，因虚而致也。若能恬淡①虚无，真气完实，病从何来？或大病未复，使合阴阳，或疲极筋力②，饥饱失节，尽神度量，或呼吸走气，荣卫虚损，百疴交作，或吐，或衄血、便血、泻血、遗精、白浊、洞泄、盗汗、潮

---

① 恬淡：原作"括痰"，据《素问·上古天真论》改。
② 力：原作"肋"，据《严氏济生方》改。

热、发热、呕吐、咯血、痰饮、涎沫等证，须用参、芪、芍、地，乃固养血气之上药也，亦当以益胃消痰药佐之。盖人以谷气为本，所谓积气，由谷气而生，古人以五味以养其病。凡男女寸脉弱而微者上虚，尺弱①而涩者下虚也。尺滑而②疾为血虚，浮而③里虚也。

主方经验 丹溪虎潜丸，降阴火补肾水，治浮脉而虚热神效。

人参 黄芪 白芍药 黄柏酒浸，炒，各一两 锁阳酥，炙黄 熟地黄 枸杞子各一两 虎胫骨要真，酒浸酥，炙 败龟板同上制 菟丝子洗净，酒蒸 山药各一两 当归一两 破故纸炒 杜仲炒去丝 五味子各一两半 牛膝酒炒，二两 知母 陈皮各八钱

上为末，炼蜜，和猪脊髓为丸，如梧桐子大，每服百丸，或酒盐汤空心送下。

加减大补参归汤 治诸虚百损。

人参 当归 黄芪各二两 肉桂 熟地黄 白芍药各一两半 川芎一两 白茯苓 白术各二两半 五味子 杏仁各七钱 甘草五钱

上咀，每服五钱，姜三片，枣一枚，水煎服。如不嗽者，去五味子、杏仁；有痰，加半夏；热，加前胡、知

---

① 弱：此后原衍"滑"字，据《脉经》删。
② 而：此后原衍"涩"字，据《脉经》删。
③ 而：疑后有脱字。

母；汗，加牡蛎；虚寒，加附子；食少，加白豆仁；喘，加枳壳、桑白皮；肺虚久嗽，加阿胶；遗精，加龙骨。

加减养荣汤 治男女诸虚不足，则大补参归汤去杏仁，加远志、陈皮是也。

加减黄芪汤 治男女诸虚不足，脉弦，嬴乏无力，时有盗汗。此药大生血气，补益荣卫。

肉桂　黄芪各二两　甘草五钱　白芍药一两半

上咀，每服五钱，枣一枚，小麦一撮，水煎温服。汗多，加附子、牡蛎粉。

加减芪苓汤 治虚劳少力，咳嗽咯血，声焦，潮热盗汗，左寸脉微是也。

柴胡　阿胶炒，各二两　黄芪盐水炒　白茯苓　紫菀
川当归　枳壳　川芎各一两　半夏泡　桔梗　秦艽各八钱
甘草五钱　人参五钱　五味子　款冬花　桑白皮　陈皮各二
两　白芍药　槟榔　知母　杏仁去皮尖

上咀，每服五钱，姜三片，枣一枚，水煎服。如身体痛，加羌活、防风。

加减宁嗽汤方见咳嗽门　治虚劳咳嗽气逆。

加减参术散 治虚劳通用。

人参　白术　黄芪各二两　甘草五钱　当归　柴胡各一
两　升麻　红花各八钱　陈皮　白芍药　黄连各一两

上咀，每服五钱，水煎。腹痛，倍芍药；疼痛，加肉桂，除黄连；热甚，加黄芩；痰，加半夏、生姜；头疼，

加蔓荆子、川芎、细辛；胸中气滞，加青皮；胃湿身痛，去桂加苓术散；风湿相搏，身疼，加羌活、防己、藁本、升麻；咳嗽，加五味子、麦门冬；若嗽，肺受火邪，如病人不能食，心痞，加黄连、栀子炒、苓术散方见中①暑门。

劳瘵总论

夫阴虚者，因嗜欲不节，肾水枯竭②而致劳也。或咳嗽、吐血，或恶寒、潮热。世俗治疗，虚以参、芪、桂、附，嗽以枳壳、杏仁、桑白皮，热以柴胡、薄荷，火以芩、连、栀子，痰以半夏、南星，食少砂仁、麦芽，失血扁柏、棕灰。如此者，皆治其标，不治其本也。此等之证，皆劳身失血之所致也，可以参、芪、姜、附补阳，火耗其阴也。阴虚咳嗽，以枳壳、杏仁、桑皮而泻其肺，又损至高气也。阴虚既亏，气盛自火，此乃内伤无邪之热，其间妄用芩、连、栀子，及本病潮热，以柴胡、薄荷而作有邪之热，岂不讹哉？脾阴既亏，痰火必盛，安可以半夏、陈皮胜湿及南星之剂而治邪？火旺不食，焉可以香砂、麦芽而治哉？凡思虑伤于经络，失血停胸，亦非扁柏、棕灰可治也。古云：因火成病者，十多八九，不因火动致疾者，百无一二。故阳火，虚物也，阴虚内热，火空则发，故曰虚火。阴水者，有形之物也，精血、津液漏而

---

① 中：原无，据本书前文中暑第三改。

② 竭：原作"渴"，形近而讹，据文义改。

不实，故曰真阴。所以阴常不足，阳常有余。故补阴一说，自幼至老，不可缺焉。予每用一方，名曰涩阴降火汤，及附加减法，并参出抑火有三，难作一治。有泻，有降，有滋阴，如此三者，则近道矣。芩、连、栀子者，泻火之药，泻其有余，知母、黄柏，降火之药也，补其不足；天麦二门冬，生熟二地黄，茯神、当归，动阴生血，滋补之药也，川芎、芍药，推陈致新，乃行血之药；非白术难以约脾，非陈皮、青皮无以向导；以远志、酸枣仁以收养其心，用柴胡、芍药而伐①其木；加瓜蒌、贝母而消此痰，阿胶、五味而全此嗽；用石莲、芡实治此梦遗，以秦艽养血而退此热，惟茜根、藕节而能止血。此数味，滋火之圣药也。曰：滋其阴，其火自降；养其血，其病自除。其言信矣。其间果是气虚血少，当入参、芪。此方惟寒、湿、痰、气禁用，余者但能静心淡口，使内外之火不起。如此调理，病可脱矣。

主方经验 能滋阴降火。

当归身酒洗　地黄凉血用生，补血用熟　天门冬去心　白芍药　白术各二两　黄柏蜜水浸　川芎各一两，久病去之　远志去心　陈皮各一两半

上咀，每服五钱，水煎服。有痰加瓜蒌仁、贝母，咳嗽加五味子、阿胶，梦遗加芡实、土石莲，有热加秦艽、

---

① 伐：原作"代"，形近而讹，据文义改。

地骨皮，唾血、咯血加茜根、藕汁、玄参，血气虚加人参、黄芪。

加减地黄丸方见声哑①门　治肾水枯竭。

风劳四十二

夫劳者，虫食骨髓，血枯精竭，不救者多。能平时爱护元气，保养精血，则瘵不得而生。若纵欲多淫，若不自觉，精血内耗，邪气外乘，是不特男子有伤，妇人亦不免矣。而体虚腹暖，最不可入劳瘵之门。吊丧问疾，衣服器用，中皆乘虚而染，触犯日久，莫不化为虫。治疗之法，大抵以补养精血，去虫次之。劳有五种，风、气、冷、热②、急③，各分门于后，学者不可不察也。

主方经验　治男子妇人风劳，热毒攻注四肢，颜色枯瘁，筋脉疼痛，唇焦脸白，咽喉不利，痰唾稠黏，非时寒热。

辰④砂　柴胡　连翘⑤　贝母　秦艽各二两　升麻去节，各七钱　麦门冬去心　鳖甲酥炙　旋覆花　牡丹皮各一两半　蔓荆子　荆芥　防风各一两

上先研辰砂为末，余药细杵为末，和匀，每服三钱，

---

①　声哑：原作"失音"，据本书前文声哑二十七改。
②　热：原漫漶不清，据后文补。
③　急：原漫漶不清，据后文补。
④　辰：原作"唇"，据后文改。
⑤　翘：原作"翅"，形近而讹，据文义改。

水一盏，煎三四沸，去滓，徐徐热服。须用银石器煎。

加味经验蛤蚧丸 治劳瘵，脉浮久嗽，声干骨痿，及治五劳，神效。

生鳖甲_{酥炙黄色，一两} 蛤蚧_{一对全，洗净，酥炙} 白茯苓 川芎 白术 当归 五味子 牛膝_{各一两} 黄芪 柴胡 知母 贝母_{各一两半} 槟榔 阿胶 巴戟_{去心，酒浸} 桃仁_{去核} 肉果_{各一两} 木香_{五钱} 秦艽 羌活 破故纸_{各一两} 生头发_{用纸燃火烧，存性，三钱}

上各为末，炼蜜为丸，如弹子大，每服一丸，空心枣汤嚼下。

加减参苓散_{方见脾胃门} 治虚劳胃弱，饮食不进。

一法经验 治劳瘵，用青蒿一斗五升，入猪胆三个，熬汤，甘草末收之。

气劳四十三

夫气劳者，因思郁而成也。童男室女，未有房室之时，却有思想之志，因而感得劳气。五心烦躁，夜梦不祥，唇口干焦，发寒发热，此方主之。

主方经验 治童男室女思想气郁成劳，潮热，小便多少赤白，精神短少。

犀角 柴胡 前胡 麦门冬_{去心，各二两} 黄芩 贝母_{去心} 鳖甲_{醋炙，各一两} 桑寄生 茯神 人参 茯苓 桔梗_{各一两半} 沉香 木香_{各五钱}

上为末，每服二钱，水煎，徐徐热服。

又方经验 治心肾俱虚，脉浮而大。若劳嗽，三五声无痰，过夜发热，过则愈。冷时有盗汗，四肢倦怠，心体黄疲，饮食减少，夜梦恍惚，神气不宁，睡寝多梦，咳嗽红痰，名曰肺痿，若不早治，便成羸劳之疾。

白芍药　黄芪　人参各一两半　半夏　白茯苓　当归　五味子各二两　阿胶　熟地黄　杏仁去皮尖，各一两　胡黄连炒，各五钱　甘草一两

上咀，每服五钱，姜三片，煎服。热盛，去桂加炒黄芩、黄柏、黄连；嗽，加五味子、款冬花。

一法经验 治劳瘵，用鳖甲一个，酥炙令黄色，为末，酒服方寸匕，日二服。

冷劳四十四

夫冷劳，因脏腑虚弱，心腹胀满，血脉不通，脾胃不和，饮食减少，此方主之。

主方经验 治一切男妇虚冷劳证，大腑滑泄，面色青黄，食少，行走无力，元脏虚损，小便频数，肢节沉重，精源不固，常多困倦，并宜服之。

巴戟去心　牛膝去根　石斛去根　五味子　川芎　杜仲　草薢　山茱萸各二两　藿香　白术各二两　羌活　肉豆蔻　官桂　赤茯苓　人参　木香各一两　吴茱萸一两半

上为细末，以好酒少许化阿胶二钱，同炼蜜为丸，如

梧桐子大，每服四十丸，空心盐汤送下。

又方经验　治脏腑虚损瘦弱，潮热自汗，将成劳瘵，此药大能生血气，五劳并治之。

前胡　细辛各一两　黄芪蜜炙　肉桂　陈皮　人参各一两半　当归　白芍药　甘草　白茯苓　麦门冬去心　半夏

上咀，每服五钱，姜三片，枣一枚，水煎服。

热劳四十五

夫热劳，因脾胃虚弱，四肢发热，肌热，筋痹，骨髓热，发困如燎①，扪之烙手。此病多因血虚而得之，或胃虚过食冷物，抑遏阳气于脾土。火郁则发之。

主方经验　治男子妇人一切热劳，并治之。此药能升阳散火。

柴胡　白芍药　人参各二两　升麻　葛根　独活　羌活　防风各一两　甘草炙，一两　生甘草三钱

上咀，每服五钱，水煎服。忌冷物，不食。

又方经验　治劳嗽，虚损、骨蒸等疾，脉细而滑。诸劳并治之。

紫河车一具，初生男子者良，长流水洗净，入麝香五分同煎，热焙干，须在一日内研成末　白茯苓半两　沉香三钱　人参一两　山药二两

---

① 燎：原作"炼"，形近而讹，据《脾胃论》改。

上末，糊为丸，如梧桐子大，每服六十丸，米饮送下。嗽加五味子汤。

一方经验　治热劳，用柴胡、人参各等分，每服，姜三片，枣一枚，和药三钱，水煎服。

急劳四十六

夫急劳，因荣卫虚弱，暴怒急气成劳，痰盛喘嗽，四肢烦疼，手足心热，憎寒，饮食不得，口干热焦燥，此药治之。

主方经验　治男子妇人一切急暴成劳。

柴胡　龙胆草　青蒿各一两半　麦门冬去心　甘草炙，各一两

上咀，每服五钱，加童便一盏，葱白三茎，薤白三茎，桃、柳心各五枝，同浸一宿，平旦煎至一盏，空心频服，至夜再服。

加减川椒丸　治一切劳，传声劳注，最杀劳虫。

川椒一具，色红者，去子，用绢于火上焙取，倾地上盆盖，炙透四维①，约一时许取②用。

上研末，老酒浸，白糕为丸，如梧桐子大，每服五十丸，食前淡盐汤送下一斤，瘵病自瘥。若人服之，取下劳虫，病愈。治痹病，辣桂姜汤下；治腰痛，茴香酒下。

---

① 四维：指四周。
② 许取：原作"取许"，据文义乙转。

加味前胡汤 治暴急成劳，痰盛喘嗽。

前胡　人参　官桂　白茯苓　柴胡　桔梗各二两　黄芩　生地黄　玄参　旋覆花　甘草各一两　麦门冬去心　半夏　白术　厚朴各一两半

上咀，每服五钱，姜五片，水煎服。

加味地黄丸 治虚劳，生肌活血。并五劳，亦治之。

生地黄一斤　杏子汁　藕汁各一斤　姜汁四两　薄荷汁　鹅黎汁各半斤　酒半斤

上用蜜四两，煎炼成膏，入后药。

前胡　细辛　黄芪各二两　肉桂　陈皮　人参　当归　白芍药　白茯苓各二两半　麦门冬去心　半夏　甘草各一两

上咀，每服为末，煎膏为丸，如梧桐子大，每服五十丸，空心，白汤送下。

自汗四十七

夫汗者心之液，凡自汗出，皆心之所致也。人之气血，应乎阴阳，和则平，偏则病。阴虚则阳必凑，故发热自汗。又况伤风、中暑、伤湿、气怒、惊悸、房室虚劳、历节、肠痛、痰饮、产后等证，皆能所致也。更有盗汗一证，睡着自汗，亦由心虚所致矣。小儿盗汗，不可治也。

主方经验 治虚劳自汗。

黄芪二两　甘草一两　白术　白芍药各一两半

上咀，每服五钱，姜三片，枣一枚，水煎服。

加减黄芪汤 方见虚损门　治诸虚气不足，常常自汗。

又方经验参术散　治自汗不止。

人参一两半　桂心　白术二两

上咀，每服五钱，姜三片，水煎服。阳虚加熟附子。

盗汗四十八

主方经验　治盗汗之圣药也，有热者服。

当归　生地黄　熟地黄各二两　黄芩　黄柏　黄连各一两　黄芪各一两半

上咀，每服五钱，加炒小麦一撮，水煎服。

加减牡蛎汤　治盗汗、自汗及诸虚自汗，惊惕不宁，左寸脉濡是也。

牡蛎粉炒，二两　黄芪　防风　白茯苓　白术各二两　麻黄　甘草各五钱　白芍药　人参　川芎　白芷各一两

上咀，每服五钱，加小麦一撮，水煎。如汗多不止者，加龙骨、肉附子、肉桂。

又方经验　治盗汗不止，脉微而细。

白术四两　石斛去根　牡蛎粉　黄芪各二两，俱同麦皮炒，各黄色，余药不用，只用白术

上为末，每服三钱，用白术汤调下即止。

一法经验　治盗汗左尺脉弱，此药收敛心经。用人参、当归、白茯苓各等分，各为末，每服五钱，用猪心一个切细煎汤，用汁煎药服。

虚烦四十九

夫虚烦①者，心虚烦闷也。且人荣卫别乎阴阳，摄养无方，荣卫不调，使二气有偏胜之患，故有烦虚之病，不可不辩。盖有伤寒大病未复，或霍乱吐利之后，及妇人产后，皆使人心虚烦闷。又有虚劳之人，心火②内蒸，亦致心烦，治之当究其所因也。

主方经验 治大病虚烦，脉短而数，不得卧，及心虚胆怯，处事多惊，短气，惊乏，或复自汗。

半夏 枳壳各二两 陈皮 甘草各二两 赤茯苓 竹茹各一两半

上咀，每服五钱，粳米一撮，姜三片，水煎服。

又方经验 治胃口有热，呕吐，咳嗽，虚烦不安。

半夏 人参 竹茹各一两半 陈皮二两 竹叶五钱

上咀，每服五钱，姜三片，枣一枚，水煎服。

加减地仙散 治肌蒸虚损。

防风 地骨皮各一两半 人参二两 甘草 紫苏叶各五钱

上咀，每服五钱，姜三片，水煎服，加③淡竹叶五片。热多加炒栀子。

---

① 烦：原脱，据标题补。
② 火：原作"大"，形近而讹，据文义改。
③ 加：原作"如"，形近而讹，据文义改。

加减竹叶汤方见伤寒门　治大病后表里俱虚，无津液，心燥烦渴，诸虚烦闷，与伤寒相似，但不恶心，不痛是也。

加味小草①汤　治虚劳脉弱，忧思过度，遗精白浊，虚烦不睡。

小草　黄芪各二两　当归　白茯苓　麦门冬去心　人参各一两半　石斛　甘草　酸枣仁各一两

咳逆五十

夫咳逆者，多因病后不得调理，或吐之后胃中虚寒，遂成其证。亦有胃虚膈热而哕，收气不回者。亦有喘而心下痞眩，乃膈间有痰之故也。大抵胃实则噫，胃虚则哕。及妇人产后，多有此证。皆病深之后，非易治也。

主方经验　治哕逆欲死者，其肺脉弱者不治。用半夏、生姜各一两，每服五钱，水煎服。

又方经验　治吐利后胃虚咳逆。

小茴香炒，二两　附子　丁香　羌活　干姜各一两木香

上咀，每服五钱，加盐少许煎服。

加减陈皮汤方见痰涎②门　治痰气不顺。发后加柿蒂。

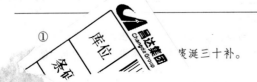

①

②痰涎三十补。

加味柿蒂汤 治吐利①，及病后胃中虚寒嗽逆。若至八九声相连、收气不回者，难治。

人参　白茯苓　陈皮　半夏各二两　良姜　丁香　生姜　甘草各一两　柿蒂二两半

上咀，每服五钱，水煎热服。

加减柴芩②汤方见伤寒门　治发证咳嗽加竹茹。

卷上二

头痛五十一

夫头痛之为病，亦非一端也。《灵枢》云①：厥头痛取足六经、手少阴，真头痛，其脑尽痛，手足寒②至节。手三阳之脉，受风寒伏留而不去，则名厥头痛。入骨入脑者，名真头痛，旦发夕死，夕发旦死，非药物之可疗矣。今之体气虚弱者，或风寒之气所侵，邪正相搏，伏留不散，发为偏正头疼，其脉多浮紧。又有停痰厥而头疼，盖厥者逆也，逆壅而充于头也。痰厥之脉，时伏时见，亦固有肾虚之气厥。并之新沐之后，当风露卧，皆能令人头痛。治之审其所因，风邪则驱散之，痰聚则温利之，肾虚则补暖之。寻常感冒，头疼发热，又宜随证治之。大抵脉浮而滑易治，短涩难也。

主方经验　治风寒伏留阳经，气厥痰饮头疼。

川乌　防风各一两　南星　天麻　干姜　川芎各一两半　半夏泡　荆芥穗　甘草各一两

上各为末，滴水作饼，每服一饼，用葱头茶嚼下。

又方经验　治诸风上攻，脉浮而紧，偏正头疼。

---

① 云：原作"雲"，据文义改。
② 寒：此后原衍"过"字，据《灵枢·厥病》删。

荆芥　川芎各二两　香附米　薄荷各一两　白芷　羌活
防风各一两半

上末，每服三钱，食后茶清调下。

加减消风羌活散　治头目疼痛，寸口脉浮，鼻塞。

人参　羌活　川芎　赤茯苓各二两　羌蚕炒　藿香　荆
芥　防风各一两　甘草五钱　蝉蜕三钱　厚朴　陈皮各七钱

上咀，每服五钱，姜三片，葱头三个，水煎服。如头
痛甚者，加细辛、白芷、藁本、天麻；有痰，加半夏、
南星。

奇效止痛太阳丹，用川乌、天南星、细辛、川芎各为
末，又用连根葱白共杵，作饼，贴于太阳穴处。右边属痰
属热，用苍术、半夏、黄芪；左属风，用荆芥、防风、薄
荷。左边属血虚，用川乌、川当归、白芍药、熟地黄各等
分，上咀，每服五钱，姜三片，水煎服。

头风五十二

主方经验　治头风头痛。

藿香　防风各二两　丹砂　龙脑各一两　天麻　白附子
白芷　白术各一两半

上为末，糊为丸，如梧桐子大，每服三十丸，白汤
送下。

眩晕五十三

夫眩晕者，乃肝风上攻，必致眼花屋转，起则倒仆是

也。由六淫外感，七情内伤，皆能致病。风则有汗，项强不仁；寒则无汗，筋挛掣痛①；暑则烦闷；湿则重着，吐逆。及七情所感，遂使脏气不平，郁而生涎，结而生痰，随②气上逆，令人眩晕，眉棱骨痛，不可开眼。有此为异。与夫疲劳过度，上实下虚，金创、吐衄、便利，及妇人崩中出血，皆令人眩晕。详其所因，乃活法也。

主方经验　治气虚、血虚眩晕，脉沉而缓。

半夏　陈皮　白茯苓各一两半　当归　川芎各二两　宿砂各一两　甘草　木香各五钱

上咀，每服五钱，姜三片，水煎服。药水磨，吞黑铅丹，见痼冷也。

又方经验　治感寒湿，头重眩晕。

附子泡，一两　白术　川芎　肉桂各二两　甘草五钱

上咀，每服五钱，姜七片，水煎服。

加减桂枝散　治气上冲胸，脉散而恕③，战摇眩晕。

桂枝　白茯苓　白术各二两　川芎一两半　甘草一两

上咀，每服五钱，水煎服。风证加细辛，湿加苍术，寒加干姜、良姜。

加减干姜汤方见中④寒门　治寒湿眩晕，寸脉俱沉⑤，吞

---

① 筋挛掣痛：原作"筋脉□病"，据《古今医统》改。
② 随：原作"虚"，据《古今医鉴》改。
③ 恕：疑误。
④ 中：原无，据本书前文中寒第二补。
⑤ 沉：此后原衍"香"字，据文义删。

来复丹及理中丸。

加减参夏汤方见诸[1]气门　治七情相干，眩晕欲倒者，加乳香。

加减五套丸方见膈[2]门　治痰饮眩晕欲呕者。

一法经验　治火动眩晕者，用脾胃门陈皮汤加羌活、黄芩、防风、苍术散风行湿之剂。

又方　治血虚眩晕，用川芎、当归。气虚头痛，补气降火，人参、白术、黄连、黄芩俱酒炒，水煎服。

心痛五十四

夫心痛者有九种，一虫，二疰，三风，四悸，五食，六饮，七冷，八热，九来去痛。名虽异，而其所至，皆由四气外感，七情内伤，或饮啖[3]生冷果食之类，或邪气攻击气道，遂成心痛。若痛甚，手足青过节，名真心痛，旦发夕死，夕发旦死，非药物可疗也。凡痛，不过邪气乘于心，伤于经络。大抵脉沉而细易治，浮大弦长难也。

主方经验　治九种[4]心痛，脉微而急，及中恶腹胀，口不能言。又治连身积冷在心腹上气痛，及落马坠车等疾。

附子泡，一两　干姜泡　吴茱萸　赤茯苓各二两　狼毒

---

① 诸：原无，据本书前文诸气三十六补。
② 膈：疑误。
③ 啖：原作"淡"，形近而讹，据文义改。
④ 种：原作"肿"，据前文改。

一两　巴豆去壳油，五钱

上为末，炼蜜为丸，如梧桐子大，每服三十丸，白汤送下。

又方经验　治心虚脉涩，诸虚气痛不可忍者。

血竭　没药　沉香　辰砂各一两　木香三钱　麝香一钱

上各为末，用磁石器熬出甘草膏为丸，如皂角子大，每服一丸，姜汤送下。

加减桂枝汤　治风冷客邪相搏，脉弦，心腹作痛。

桂枝　白芍药各二两　半夏　白茯苓　厚朴　枳壳各一两半　紫苏叶　甘草

上咀，每服，姜三片，枣一枚，水煎服。寒加干姜、丁香、□姜，厥逆加附子。

又方经验　治心疼，胃口有热而作痛，非炒出栀子不可，佐以姜汁，或用痰涎①门陈皮汤加川芎倍栀子，痛甚者加炒干姜。又方，用荆芥子炒黑为末，米饮汤调下。

又方　治产后血气痛，亦治脾疼，用青皮、桂皮各半两，水煎数沸，次下桂，又次下陈皮。

心恙五十五

夫心乃藏血之腑，忧思劳役太过，耗损真血，心帝失辅，亦能令人怔忡惊惕，以致胆气虚怯。或因事闻声战

---

① 涎：原无，据本书前文痰涎三十补。

怯，又梦寝之中，忽堕层岩，精神恍惚，如有所见。若内外之气相搏，则宜驱邪散气，湿①利痰饮；心血有所亏损，补益其荣卫，宁其心志，壮其胆气，如此调理则可矣。

主方经验　治男子心气不足，志意不定，惊悸恐怖，悲忧虚烦，少睡，喜怒不常，夜梦盗汗，饮食无味，头目昏眩。常服益气壮，镇心神。

麝香一钱，另研　山药姜汁炙　人参　黄芪　远志去心，姜汁炒，各一两　木香二钱半　白茯苓　茯神去木　桔梗各一两半　甘草五钱　辰砂一钱半

上为末，每服□钱，温酒调下。

又方经验　治一切痫癫，脉弦，或因惊悸怖所致，及妇人产后血虚，惊气入心，并室女经脉通行，经邪蕴结，频服此药立效。

朱砂二两，另研　水银二两　黑锡一两　乳香一两，另研

上将黑锡入罐子内，下水银结成珠子，次下朱砂，滴乳香，乘热用柳条槌研匀，为丸如鸡子大，每服一丸，空心井水送下。痛者得睡，切莫惊动，觉即安，再服一丸除根。

加味茯苓汤　治心气不足，或怔忡，夜多异梦，如堕层岩，常服安心肾，益荣卫。

白茯苓　五味子各二两半　茯神去木　麦门冬去心，各二

---

①　湿：疑"温"字之误。

两 肉桂 车前子 远志去心 熟地黄 人参 酸枣仁去壳

油 山药各一两半 甘草 龙齿 朱砂各一两，研 天门冬去

心，一两

上为末，炼蜜为丸，如梧桐子大，每服二十丸，空心

米饮下。

加减补心汤方见感冒门 苏叶散除木香加四物是也，治

心气虚耗，不能藏血，以致面黄，五心烦热，咳嗽吐血。

一法经验 治心神不定，恍惚不乐，时复震跳。

远志去心 丹参各一两半 雄雀五钱 赤茯苓二两 沉香

半两，不见火，另研 人参 赤小豆各二两 大枣五个 紫石

英 小麦 紫菀 甘草各一两

上末，炼蜜为丸，如梧桐子大，每服五十丸，食后人

参汤送下。

怔忡五十六

夫怔忡者，由心血不足也。盖心主血，真气虚耗，心

帝失辅，遂成怔忡不已，变生诸证。舌强恍惚，喜怒忧

悲，少颜色，皆心痛之候，当补真元，无不愈矣。

又有风寒暑湿所伤怔忡，五①饮停痰，填塞中脘，亦

令人怔忡也。

主方经验 治痰饮蓄于心胃，怔忡不已。

---

① 五：原作"无"，据《奇效良方》改。

赤茯苓　茯神去木,各一两半　麦门冬去心　陈皮各二两甘草　槟榔各一两　沉香五钱,另研

上咀,每服五钱,姜五片,水煎,不拘时服。

又方经验　治心血虚寒,怔忡不已,痰多恍惚。

附子制　龙齿　肉桂各一两半　木香五钱　琥珀三钱,另研　南星　酸枣仁　当归各二两　沉香五钱　紫石英　远志甘草汤煎,去心,各一两半

上为末,炼蜜为丸,如梧桐子大,朱砂为衣,每服五十丸,枣汤送下。

加减益荣汤　治思虑过度,耗伤心血,怔忡恍惚,多惊不寝,小便白浊。

黄芪　当归　小草各二两　酸枣仁去壳油　柏子仁炒麦门冬去心　茯神去木　人参各一两半　甘草一两　川芎　白芍药　石菖蒲各一两半　木香不见火,三钱　紫石英研,一两

上咀,每服五钱,姜三片,枣一枚,水煎服。

加减苓术散方见中暑①门　治暑气。不怔忡,去朱砂。

一法经验　治虚证停饮怔忡。

干姜　白术　白茯苓各二两　半夏曲　肉桂各一两　甘草五钱

上咀,每服五钱,姜五片,枣一枚,水煎服。

---

① 中暑:原作"暑方",据本书前文中暑第三改。

惊悸五十七

夫惊悸者，心虚胆怯之所致也。若心气安逸，胆气不怯，则思虑得其所矣。或因事有大惊，或闻虚声响，或见异相，登高陟险，惊悸心神，气与涎郁，遂成惊悸不已，变生诸证。短气惊乏，体倦自汗，四肢浮肿，饮食无味，心虚烦闷，坐卧不安，皆心虚胆怯之候也。治法当宁其心志，壮其胆气，则无不瘥也。

主方经验　治因事有大惊，脉动而弱，梦寝不安，登高陟险，神魄不定，惊悸恐怖。

石菖蒲　远志去心　茯神去木，各二两　白茯苓　人参各一两半　龙齿五钱

上为末，炼蜜为丸，如梧桐子大，朱砂为衣，每服七十丸，清汤送下。

又方经验　治心气郁滞，豁痰散惊，左寸脉濡是也。

半夏　白茯苓　茯神去木，各二两　苏叶　甘草各一两　远志去心　石菖蒲　厚朴各一两半

上咀，每服五钱，姜五片，水煎温服。

加减苓术散方见中①暑门　治心气不定，惊悸恐怖，倍加辰砂。

加味夏实汤　治心虚胆怯，脉弦而紧，触事多惊，梦

---

① 中：原无，据本书前文中暑第三补。

寐不祥，或见异象。胆怯，气郁生涎，与气搏，变生诸症。或气短惊乏，或复自汗，四肢浮肿，饮食无味，心虚烦闷，坐卧不安。

半夏　枳实　陈皮各二两　白茯苓　酸枣仁　远志去心，各一两半　五味子　熟地黄　人参各一两　甘草炙，七钱

上咀，每服五钱，姜五片，枣一枚，水煎服。

健忘五十八

夫健忘者，常常多忘是也。盖脾主意与思，心亦主意，为因思虑过度，神舍不清，遇事多忘，皆由忧思损其心胞所致也。治法当理心脾，使意宁净，则得之矣。

主方经验　治思虑过制，劳伤心脾，脉弦，健忘怔忡。

白术　白茯苓　黄芪各二两　龙眼肉　酸枣仁去壳油　人参各一两　甘草炙，一两　木香五钱

上咀，每服五钱，姜三片，枣一枚，水煎服。

又方经验　治心神恍惚，一时健忘。

乳香一两，另研　酸枣仁去壳油，二两　辰砂五钱　人参一两半

上为末，炼蜜为丸，如弹子大，每服一丸，温酒送下。

加减参夏汤　治痰迷心胞，脉滑，健忘失事，言语如痴者。

人参　半夏　陈皮各二两　白茯苓二两半　甘草　益智仁　香附米各二两半　石菖蒲　远志　柏子仁　南星各一两

上咀，每服五钱①，姜三片，水煎服。

一法　治因事被惊，神不守舍，以致健忘，用天南星半斤，炭十五斤，烧地坑，去火，入酒三升，倾坑内，候酒尽，下南星，以盆覆之，周围用炭排定，勿令走气，次日去火。朱砂一两，琥珀五钱，上研末，姜汁糊为丸，如梧桐子大，每服十丸，菖蒲人参汤食后送下。

癫狂五十九

夫癫者全归于心，痫者归于五脏。所谓癫痫者，因神不守舍，心志不宁，痰迷心窍，狂言妄语，如有所见，动经年岁，不得便愈。心经有损，是为真病，当用清心、消痰、解热而宁其心。又妇人血气迷心，或因产后恶露②不尽上冲，语言错乱，神志不守者，随证治之。谓五痫③者，马痫应乎心，羊痫应乎肺，皆类本形而喘叫也。发则眩晕颠倒，口眼相引，目睛上摇，手足搐搦，背脊强直，食顷乃苏，皆由惊动，脏气不清，郁而生涎，闭塞诸经，故有此证也。或幼小受风寒暑湿，或因饥饱失时，遂于脏气而得之。今世俗类治癫痫，故不得效。余将癫痫分门于后，

① 钱：原作"星"，据文义改。
② 露：原作"路"，据《杂病广要》改。
③ 痫：原作"痛"，据文义改。

宜各随其所感而治之。大抵脉实而大易治，沉细难也。

主方经验 治产后血迷心窍，脉实，语言不正，状如狂者也。

人参 石菖蒲 生地黄各二两 朱砂三钱 川芎 防风细辛各一两半 甘草一两

上为末，每服二钱，薄荷汤下。若地黄，多恋膈，脾胃不和，当归代之。

加减星夏汤 治男女癫痫，脉弦而长，发作无时。

南星 半夏各一钱 白茯苓 陈皮 当归 川芎 白芍药 防风各二两 柏子仁 远志去心 石菖蒲 人参各一两 甘草七钱 厚朴 枳壳 生地黄 麦门冬去心 肉桂各一两

上咀，每服五钱，姜三片，枣一枚，水煎。临服时加姜汁、竹沥，加辰砂、龙齿同服。

加减羚羊角丸 治心气不足，神志不定，惊悸恐怖，虚烦少睡，或发癫狂，语言错乱。

羚羊角 川芎 阿胶各一钱七分 麝香五分 冰片六分白芍药二钱 山药四钱 黄芩一钱七分 蒲黄七分 龙齿一钱，另研 大豆黄卷四钱二分 牛黄六分，另研 干姜八分白茯苓 肉桂各一钱二分 杏仁一钱，去皮尖 麦门冬去心，一钱 柴胡二钱 金箔一百二十片，内六片为衣 犀角一钱四分白术一钱 防风一钱二分 人参一钱 雄黄三分 甘草二钱半桔梗一钱 神曲二钱 白蔹一钱半 当归一钱三分 大枣八个，去核上皆各为末，除杏仁、金箔同研末，及牛黄、麝香、龙脑、雄黄四味另研，入余药，和匀，炼蜜枣膏为丸，每药一两作十丸，金箔为衣，每服一丸，白汤化下。

痫病六十

主方经验 治风痫卒然晕倒，脉伏而紧，或作五等声啼叫，脏腑相引，气峥掣痛，吐沫流涎，久而方苏。

雄黄　雌黄　珍珠末各五钱　铅熬成膏四钱　丹砂　水银各五钱

上为末，蜜和，捣三万下，为丸，如梧桐子大，每服三十丸，姜枣汤送下。

瘤冷六十一

夫瘤冷者，惟因口腹不充，嗜欲无节，所以脏中停寒，而为沉瘤也。男子流精，女人带下，骨寒脑冷，气乏无力，血衰呕吐，恶心久泄，皆是也。治法贵乎温补，滋养血气为妙，古人所谓"精不足者，补之以味"也。

主方经验 治沉寒瘤冷诸证，脉沉而伏是也。

大川乌　附子　天雄泡，去皮，各等分

上咀，每服五钱，姜十片，水煎。气逆加沉香、木香，自汗加肉桂、炒小麦，胃寒加丁香、干姜、胡椒。

加味桂香丹 治脾胃俱虚，冷气刺痛，止汗堕痰，除湿破癖，一切瘤冷并治。

肉桂一两　沉香五钱，另研　附子泡　胡芦巴酒炒，各一两　木香三钱　川楝子　巴戟去心　破故纸炒，各一两　舶上茴香炒　肉豆蔻面煨，各一两　锡流砂四两

上用新水，丸如常法，烧黑铅、硫黄、砂子，地上出火毒，候冷，研极细，余药并为末，同研，自朝至暮，以黑光为度，酒面糊为丸，阴干，每服三十丸，空心盐汤下。妇人艾醋汤下。于本方中加肉苁蓉、牛膝、白术、丁香，名接气丹，治真元虚耗，沉寒痼冷。

加减干姜汤方见中①寒门　治痼冷，加当归。

加减姜附汤方见中②寒门　治阳虚阴盛，脉泣而沉，手足厥冷，暴吐大泄，嬴阴痃症③可服。

积热六十二

夫积热，因多食酒煿雄附等物，皆能生热，谓之积热也者，何哉？朝斯夕斯，其所由来尚矣。欲去积热，惟三黄丸汤药等第一药饵。凡热皆出于心，自根本之论也。若夫酒后之面，饭后之酒，最易积热，人当防之于未然也。

主方经验　治五脏积热，左寸脉实，口舌生疮，烦躁口干，肠秘涩，便溺④不利。

大黄　黄芩　连翘　朴硝各一两半　甘草　薄荷各一两

---

① 中：原无，据本书前文中寒第二补。
② 中：原无，据本书前文中寒第二补。
③ 嬴阴痃症：疑误。
④ 溺：原作"弱"，形近而讹，据语意改。

山栀子二两

上咀，每服五钱，加竹叶七片，蜜炒少许，水煎同服。

加减三黄丸 治积热结滞脏腑，大便闭结，心膈□燥，脉长而滑。

黄芩 黄连 大黄各等分

上咀，每服五钱，水煎。如咽喉牙肿，加升麻、防风、荆芥、芒硝。

加减防风散 治风热上攻，脉弦，头目眩痛，渴枯咽干，并热毒之证。

防风 川芎 当归 赤芍药各二两 大黄 薄荷 麻黄 连翘 芒硝各一两半 石膏 黄芩 桔梗各二两 滑石 甘草 荆芥各五钱 白术 栀子 半夏各一两半

上咀，每服五钱，姜三片，水煎服。如不涎嗽，去半夏；热甚，倍黄芩；大便闭，倍芒硝、大黄。

加减消毒饮 治内热痰涎壅滞，或腮项结核，遍身疮疖。

防风 牛蒡子各四两 荆芥 甘草各一两 犀角屑五钱

上咀，每服五钱，水煎。一方加生地黄、桔梗、升麻。

加减上清丸 治上焦一切邪热，左寸脉洪。

薄荷叶一斤 桔梗四两 甘草二两 冰片少许

上为细末，炼蜜为丸，如弹子大，每服一丸，津唾噙化咽下。如下降火，加黄柏三两。

吐血六十三

夫心之间荣卫失调，七情四气相干，气血逆乱，变生吐血之证，盖血之妄行，由积热之所致也。或因饮食过饱、负重伤胃而吐者，有思虑伤心而吐者，有劳伤心肺而吐者，有七情相干而吐者。治法须究其因。经云：吐而不嗽者易治，吐中带红线者难医，为其有损故也。大抵脉洪而大逆，沉细者顺也。

主方经验　治肺热咳嗽，鼻衄，血崩，下血，血淋，止渴，除惊，凉膈，解酒毒，口臭喉腥，并治口甜苦，脉充而实。

柴胡三两，同木通以沸汤浸一宿，熬汁为膏　麦门冬去心，一两　黄芪一两半　阿胶一两　生地黄三两，捣如膏　蒲黄三两，炒焦　薄荷　甘草各一两　人参二两　木通二两，咀片，同柴胡浸，捣膏

上除另研药后入为末，用好蜜二斤，先炼三沸，然后入地黄末，不住搅时，将入柴胡、木通汁漫漫熬成膏，勿令焦，同余药和，蜜丸，如豆大，每服三十丸，麦门冬汤下。

又方经验　治咳吐血。

升麻　柴胡　苍术各一两　赤芍药　当归身　黄芪　人参　陈皮各二两　熟地黄二两半　甘草五钱　苏木三钱

上咀，每服五钱，姜三片，水煎服。

加减地黄丸 治伤寒及瘟病应发而不汗，内蓄瘀血，及鼻衄、吐血不尽，余血停留，面黄，大便黑，右关脉芤是也。

犀角一两，如无，升麻代用　生地黄　白芍药　牡丹皮各一两半　大黄　黄芩各一两

上咀，每服五钱，水煎服。如不狂，减去大黄、黄芩；其尺脉来迟，腹不满，目①言无热者，亦去大黄、黄芩。

加减天门冬散 治思虑伤心，吐血不止，左寸脉芤。

天门冬去心　白芍药　藕节　麦门冬去心，各二两半　黄芪　阿胶蛤蚧炒　远志去心，各二两　没药五钱　当归　生地黄各一两半　人参　甘草各一两

上咀，每服五钱，姜五片，水煎。血不止者，用好黑墨磨于药内同服，或加茅草根、侧柏叶。

加减五生膏方见衄血门 治吐血、呕血不止者。

衄血六十四

夫衄者皆因积热之所致也。盖血得热则淖溢②，血气俱热，血随气上，乃从口鼻中出也。又有感冒汗后不解，郁结经络，随气涌泄而成鼻衄者。若鼻血出数日不止者，

---

① 目：疑"自"字之误。
② 淖（nào 闹）溢：满溢而出。

恐有上竭下厥之患，宜暖下元。大概血得热则行，见黑则止。脉沉而细则生，浮大而热则死也。

主方经验　治衄出多及三窍出血，左寸脉芤，皆可用此方。

栀子炒存性，一两　发灰三钱　龙骨少许

上末，每用，竹管吹入鼻中，立止。

又方经验　治鼻衄不止。

侧柏叶　茜根　阿胶　蛤蚧炒，五钱　黄芩　生地黄各一两半　甘草五钱

上咀，每服五钱，姜三片，水煎，食后服。

加减五生膏　治鼻衄不止者。

生薄荷　生艾叶　生地黄　生侧柏叶　生藕节各等分

上用糊捣成膏，为丸，如鸡子大，每服一丸，用水煎调服。

一法　用藕节、生地黄二味捣汁，服之立止。

肩背痛六十五

夫肩背痛者，因风热盛肺，手太阳经伤之，气郁甚不行也。病则头项肿，肩①臑、肘、臂外后疼痛，汗出，小便数者，皆风热乘肺也。小便遗失者，皆肺金虚也。其脉洪大，促上击者，肩背痛也；脉沉而滑者，膂②病也。

---

① 肩：原作"胫"，据文义改。
② 膂（lǚ吕）：脊骨。

主方经验　治风热乘肺，肺泣而急，背疼痛。

防风　藁本各一两　独活　羌活各一两　黄芩　黄连
人参　黄芪各一两半

上咀，每服五钱，水煎温服。

加减寄生汤方见痛风门　治肩背等痛。

加减芎①归汤方见腰②痛门　治背痛，上焦气冲上痛。

腰痛六十六

夫腰乃肾之府，动摇不能，肾将惫矣。多因嗜欲无
节，劳伤肾经，有为喜怒忧思、风寒湿毒伤之，遂至腰
痛。或引于脊项，傍及二胁下，不可俯仰，皆由肾气虚弱
所致，宜滋肾调气，病可除矣。

主方经验气通散　治气不宣流，脉沉而涩，并闪损，
腰胁疼痛。

舶上茴香炒　穿山甲蛤蚧炒，各二两　玄胡索　白牵牛
炒　甘草　陈皮各一两半　南木香五钱

上末，每服二钱，热酒调下。一方加白芷、当归、天
花粉，去陈皮。

又方经验　治肾经虚冷，脉弦而紧，腰腿痛，常服壮
筋补虚。

杜仲半斤，酒炒　生姜五两　破故纸二两半，炒

---

① 芎：原作"川"，据本书后文腰痛六十六改。
② 腰：原作"胁"，据本书后文腰痛六十六改。

上末，用胡桃肉六个，汤泡，研成膏，入蜜为丸，如梧桐子大，每服七十丸，温酒送下，盐汤亦可，或姜汤送下。

加减芎①归汤方见中②寒门　治伤肾经腰疼。脉疾，加小茴香、吴茱萸；妇人血气，加桃仁、牛膝。

加减寄生汤方见痛风门　治肾气虚弱，脉沉而细，为湿所乘，流注腰脚，不得屈伸，行步无力。真桑寄生如无，川续断代之。气虚不和，除地黄，加砂仁、厚朴、陈皮。

胁痛六十七

夫③胁痛者，非湿，则痰多故也。又为风寒暑湿之所以伤，气血凝滞，于是经络壅闭，不得流行，所以为刺痛也。以手摩其痛处，走而上，又从背上摩，则气又循胁泄泻为后分为痛而作矣④，此为气滞者是也，宜调血气而愈矣。脉洪而大，逆也。

主方经验　治胁间痛，脉弦而涩。如有秭⑤，乃气秭也。

枳壳一两，炒　当归一两　甘草炙，五钱

上末，每服三钱，浓煎，葱白汤送下。一方去当归立效。

---

① 芎：原作"川"，据本书前文中寒第二改。
② 中：原无，据本书前文中寒第二补。
③ 夫：此下原衍"脑"字，据标题删。
④ 则气又循胁……而作矣：文句不通，存疑。
⑤ 秭：疑"肿"字之误。后文同。

加减桂枝汤 治胁下痛不可忍者。

桂枝 川芎 细辛各一两半 白芍药 防风 麻黄各一两 枳壳 人参各二两 甘草五钱

上咀，每服五钱，姜三片，水煎。如痛不止，加姜黄、玄胡索。

一法经验 治食积发热胁痛，用生葱、艾叶炒熟，布裹之，加吴茱萸亦可。

五痹六十八

夫痹者，风寒湿①三②气合为痹。痹有五种，经痹、脉痹、肉痹、骨痹、肌痹是也。皆因体虚，腠理空疏，感而成痹者。寒多则掣痛，风多则走注，湿多则重着不可举。在脉则血凝而不流，在肋则屈而不伸，在肉则不仁，在骨则手足不遂而多痛，在痹则急，逢热则缓，皆随所授之邪而证生也。又云：当风饮酒，汗后入水，遂成斯疾矣。大抵脉数则热，浮则风，濡则湿，滑则虚。治法各随证而治之。

主方经验 治五痹血气凝滞，手足拘挛，风寒湿痹，脉浮而缓是也。

川续断 杜仲炒 防风 肉桂各二两 人参 白茯苓独活 当归各一两半 甘草五钱 白芍药 生地黄 秦艽

---

① 湿：原脱，据《素问·痹论》补。

② 三：原作"二"，据《素问·痹论》改。

川芎　黄芪各七钱　牛膝　细辛各一两

上咀，每服五钱，姜三片，枣一枚，水煎服。

又方经验　治五种痹疼，脉微而大，腿臂间发作无定。

川芎　附子制　黄芪　白术　柴胡各一两　防风　熟地黄　当归各二两　桂心　甘草各一两

上咀，每服五钱，姜三片，枣一枚，水煎服。

加味断续丸　治风寒湿痹，气滞，骨①节麻木②痛。

人参　防风各二两　鹿角胶　石斛草去根　续断　白术各一两半　麦门冬　生地黄　黄芪　薏苡仁　山药各二两　肉桂　牡丹皮　白茯苓　山茱萸各一两

上为末，炼蜜为丸，如梧桐子大，每服五十丸，温酒送下。

诸痿六十九

夫痿者，肺气叶焦，五脏因而受之，发为筋痿，故足不任身。然治痿独取阳明，阳明③者，五脏六腑之海，则宗筋之主，束筋骨而利机关。大抵脉虚而濡易治，急紧而难也。

主方经验　治肾热肝虚，筋骨痿弱，惊恐战掉④，时

---

① 骨：原作"滑"，形近而讹，据文义改。
② 木：原作"水"，形近而讹，据文义改。
③ 阳明：原作"虚"，据《玉机微义》改。
④ 掉：原作"载"，据《奇效良方》改。

作潮热，饮食无味，不生气力，诸虚百损，脉沉而弦是也。

肉苁蓉酒洗　牛膝　天麻　木瓜各二两半　鹿茸醋炙

熟地黄　五味子　菟丝子酒蒸　白芍药各一两

上末，炼蜜为丸，如梧桐子大，每服三十丸，温酒或盐汤送下。

加减和胃汤　治胃虚不食，四肢痿弱，行立不能，皆阳明宗筋无所养，遂成痿疾。

藿香　白术　白茯苓　神曲各二两　乌药　宿砂　人参　薏苡仁各一两半　半夏曲　陈皮　澄茄　甘草各一两

上咀，每服五钱，姜三片，枣一枚，水煎服。如虚寒，加附子、干姜、肉桂；血衰，加当归、川芎。

一法　治血虚痿病，用四物汤加苍术、黄柏、知母；气虚痿，用四君子加苍术、白术、酒炒芩、连、竹沥、姜汁。

五厥七十

夫厥者，三阳气虚，心脾不足，火旺痰多，七情气郁之所致也。其有热厥、冷厥、痰厥、气厥、尸厥，客忤中恶，名状多端，亦皆由所感。然其厥者，静而不抽，风者，动而抽搐，厥为正气不足，风为邪气有余，故治各不同焉。热者，因暑、湿、痰、火而厥，脉多弦数，热宜清凉之剂；冷者，内因正气不足，外因寒气所侵，脉多沉迟，宜温中姜、附之剂；气者，因事不遂意，郁热而厥，脉沉细，宜辛甘苏合香散之剂；痰者，时发时止，状若癫痫，郁热欲吐，脉多沉滑，宜涤痰二陈汤、白丸子。尸厥阴阳虚耗，气厥邪气客忤所侵。又有产后去血过多，暴伤荣卫厥者，宜芎归清魂散。气虚①而厥，宜独参汤治之，庶无误矣。

主方经验　治五厥通用。

人参　防风各二两　半夏　茯神　陈皮各一两半　甘草五钱

上咀，每服五钱，姜三片，水煎服。气厥脉沉，加苏合香丸；热厥，加黄连、炒栀子、川芎，《伤寒》化斑汤去人参；痿厥脉滑，加细辛、天南星、白丸子末；寒厥，脉沉而细，不数，加肉桂、干姜；身冷脉沉，加附子；尸厥，脉散无神，亦加附子、白术，去防风。

加减三味汤方见中风②门　治痰厥、气厥、眩晕。

痉病七十一

夫痉病者，血气内虚，四气外袭，因湿，诸痉项强，皆属于湿。三因论状，身热足寒，头疼项强，恶寒而头面热，亦独头动摇，卒禁，角弓反张，皆因血虚，筋无所养，邪因入之。故寒则紧缩，热则弛张，风则弦急，湿则胀缓。而因疮口未合，风入之为破伤风，湿入之为破伤

---

① 虚：原作“血”，据文义改。
② 中风：原作“寒”，据本书前文中风第一改。

湿，与痉但争，头强项急，余病相似。又有因下血过多，又有产后怒气致此病者，项强亦有痰多者。有汗而不恶寒多柔痉，无汗口禁脚挛名刚痉。治之。

主方经验 治刚痉。

枳实二两　大黄二两　厚朴一两　芒硝五钱

上咀，每服五钱，水煎，以利为度。有里证者可用服，表证可用葛根汤汗之，谅虚实加减。如治柔痉，葛根汤加桂心。

恶寒七十二

夫恶寒者，非寒①，明是热证，亦有久服热药而得者。河间谓太极似水，热甚而反觉自冷，寒非寒也。有用热药而已愈者，辛能发散，郁遏渐开耳。恶寒、恶热二证，分治法于后，临证审察之。

主方经验 治恶寒热症通用。

川芎　防风　当归　黄芩　连翘各二两　赤芍药　薄荷　石膏　桔梗各一两半　滑石　甘草　白术　栀子　荆芥各一两　熟地黄　当归各二两半

上咀，每服五钱，姜三片，水煎服。如血气，用四物汤去芎，倍地黄，加术、黄芪、黄柏、甘草、人参，姜、枣各一个，水煎服。

① 寒：原作"恶"，据《万病回春》改。

恶热七十三

主方经验 治恶热非热，明是血虚，用当归、熟地黄、川芎、白芍药各等分，水煎服。

又方经验 治气虚恶热，用人参、白术、白茯苓、甘草各等分，枣一枚，水煎服。

脚气七十四

夫脚气者，病虽起于足，实因①乎身，此外证与伤寒类焉，但卒然脚痛为异耳。或壮热头疼，或憎寒身痛，或百节拘挛，或十指走注，或转筋急痛，或小腹不仁，以致心腹胀满，喘息烦闷，怔忡，误志错语，腹痛下痢，呕哕痰涎，恶闻食气，见气②则吐，大小便多闭，自腿至膝，痛自经络，脚踝③软弱，顽痹，挛急，酸疼，或肿不肿，皆其候也。切不可补阳、淋洗，此医家之大戒也。

主方经验 治肾经虚弱，脉迟而涩，下攻腰腿，筋脉拘挛，肿满疼痛，行步艰难，举动喘促，面色黧黑，大小便闭结。

熟地黄　陈皮　乌药　黑牵牛各一两半　杏仁　牛膝酒浸　当归　石榴叶　川续断　木瓜各一两　赤芍药

---

① 因：《仁斋直指方》作"周"，义胜。
② 气：《仁斋直指方》作"食"。
③ 踝：原作"裸"，形近而讹，据文义改。

上末，酒煎，糊为丸，如梧桐子大，每服七十丸，温酒送下。

加减紫苏汤 治风湿脚气疼痛，脉浮而弦是也。

木瓜 槟榔 苏叶各二两 白芷 陈皮各一两半 甘草五钱 香附米 当归 枳壳 半夏 肉桂 苍术各一两 白芍药 萆薢 薏苡仁各一两

上咀，每服五钱，姜三片，葱白三茎，水煎温服。湿气加防风、羌活、五加皮、苍术。

加减芎归汤方见中①寒门 治风湿流注，脉浮而弦，两脚酸疼。

加减二活散方见伤寒门 治脚气，内加苍术、大黄；痒，加蝉蜕。治足三阴经受热流注，脚踝上赤肿痛，寒热如疟，自汗，恶风，无汗，恶热。

黄疸七十五

夫黄疸者，因湿热郁蒸于脾②，而面目肢体为之发黄，此则疸也。疸之名有五：发热不渴，身肿③自汗，如黄柏汁者，曰黄汗，因胃中有蓄热，汗出浴水得之；或食已则饥④，但欲安卧，小便黄色者，曰黄疸，此由炙

① 中：原无，据本书前文中寒第二补。
② 脾：原作"痹"，据《仁斋直指方》改。
③ 肿：原作"重"，据《仁斋直指方》改。
④ 饥：原作"饱"，据《仁斋直指方》改。

煿①酒面，蕴热瘀血，结滞得之；或食则腹满，怫郁眩晕，心忪而不自安者，曰谷疸，此失饥大嚼，遽饱冲脾得之②；或饮酒常多，进食常少，大醉③当风，致心腹俱痛，足胫④肿满⑤，曰酒疸；或大劳淫欲，大热交接，以致发热恶寒，小腹满⑥急，曰色疸。五者虽有不同，其于黄则无异也。究其根本，未有非热非湿而能致病也。治法当分为利先，解毒次之。疸而不渴犹可，若疸而复渴，则全济者鲜矣。大抵脉大者死，微细者生，无脉鼻气冷者不治也。

主方经验　治五疸脉浮而数也。

黄芩　猪苓　泽泻　白茯苓各二两　茵陈　白术　木通　栀子各一两　陈皮去白　麦门冬　滑石各一两

上咀，每服五钱，加灯心一把，水煎服。

加减参术汤　治色疸脉滑及黄汗。

人参　白术　白茯苓各二两　甘草五钱　黄芪　白芍药　白扁豆　车前子各一两

上咀，每服五钱，姜三片，枣一枚，水煎服。如便燥，加枳壳。

---

① 煿：原作“搏”，形近而讹，据《仁斋直指方》改。
② 得之：此上27字原脱，据《仁斋直指方》补。
③ 醉：原作“卒”，据《仁斋直指方》改。
④ 胫：原作“经”，据《仁斋直指方》改。
⑤ 满：原作“蒲”，形近而讹，据《仁斋直指方》改。
⑥ 满：原作“蒲”，形近而讹，据《仁斋直指方》改。

加减红丸子 治谷疸腹满眩晕，怫①郁怔忡。酒疸通用。

三棱 莪术各二两 陈皮 干姜 良姜各一两半 青皮一两

上为末，糊为丸，如梧桐子大，每服三十丸，用二陈加砂仁汤送下。

加减黄芪汤 治黄疸，自汗，发热，身重，小便不利。

白芍药 肉桂各二两 甘草五钱 黄芪各二两 黄芩一两半

上咀，每服五钱，姜五片，枣一枚，水煎服。复，出微汗。无汗再复，倍加黄芪。

一法经验 治黄疸，用川椒一两，好酒一斤，煎浓，尽，醉为度。三五次椒酒，饮即愈。

黄胖七十六

夫面黄者，感风寒暑湿而成病也。或因饥饱失宜，或饮酒过度，伤损脾胃，痰疾停滞，所以肚腹疼痛，小便赤涩，黄胖浮肿，四肢无力，气逆而呼吸喘促，步履难行，若喜食茶叶者是也。治法当调脾推积，分利阴阳，消气而愈也。

主方经验 治黄胖，饮食无味，四肢无力，行步倦

---

① 怫：原作"沸"，形近而讹，据上文改。

怠，脉涩而濡是也。

厚朴_制　陈皮　青皮　藿香　苍术_{各二两}　大腹皮　猪

苓　泽泻_{各一两半}　甘草　半夏　莪术　三棱　山楂　白茯

苓_{各二两半}

上咀，每服五钱，萝卜子一撮，水煎服。

又方经验　治诸积气，气通脏腑。

巴豆_{去壳，半两}　大黄_{一两}　枳壳_{一两，炒}

上末，糊为丸，如绿豆大，每服四十丸，空心白汤送

下，以泄为度。

加味铁砂丸　治黄胖，爱食茶叶而肚腹胀满，脚手酸

软，行步气喘，人倦无力。

三棱　香附米　山楂_{各二两}　青皮　厚朴_{各二两半}　麦

芽_{四两，另打糊}　绿矾_{火煅，二两}　神曲_{二两，打糊}　针砂　干

漆_{各一两}　苍术_{二两，米泔水浸}　陈皮　莪术　枳壳_{各一两半}

上咀，用神曲、麦芽打糊为丸，每服七十丸，空心酒

姜汤送下。

宿食七十七

夫食入胃中，随消随化，或过餐五味鱼腥，强食生冷

果菜①，停②蓄胃脘，遂成积滞。轻则吞酸呕恶，胸满噫

---

① 果菜：原作"菜须黄"，据《严氏济生方》改。

② 停：原脱，据《严氏济生方》改。

噎，或泄或利，久而成积聚，结为癥瘕，面黄羸①瘦，此皆宿滞不消而生病焉。大率才有停滞，当量人虚实，速宜克化之，否则恐养沉疴矣。

主方经验　治男子、妇人、小儿停积宿食冷物，不能化者，有伤脾胃，或泄泻如抱坏鸡子，或下痢脓血，右寸脉浮反涩者是也。

百草霜二两，银锅底灰尤妙　杏仁四十粒，去皮尖　巴豆七十粒，研粉　肉豆蔻二十粒　丁香一两半　干姜泡，一两　木香二钱半

上除巴豆、杏仁、百草霜外，于四味研末，于前三味同拌研细，用蜡贵先将六两溶化作汁，以重绵滤去渣，以酒一升于银器内煮蜡溶，滚数沸，倾出，候酒冷，其蜡自浮于上，取蜡称用。春夏香油一两，秋冬用一两半，于锅子内熬令香熟，次下酒，煮蜡四两，同化作汁，就锅内乘热拌和前项药末成剂，分作定子，以油纸裹之，旋丸服饵，每服三十丸，姜汤吞下。

加减香砂饮　治腹膨胀，宿食腐气，或时时冷痛，上部有脉，下部无脉，吐不吐□治之证，尺脉微而细是也。

乌药　香附米各二两　三棱　莪术　宿砂　陈皮各一两　青皮　枳壳　神曲各一两半　厚朴　苏叶　甘草各一两

---

①　羸：原作"蠃"，形近而讹，据《严氏济生方》改。

上咀，每服五钱，枣一枚，水煎。食少加麦芽、白豆仁，或吞化铁丸。

嗳气七十八

夫嗳气者，胃虚火郁之所成也，因胃中有火，治疗之法，虚则补之，热则清之，气则顺之，气顺则痰消也。

主方经验 治胃中郁火。消痰清热，并治之。

南星 半夏各一两半 石膏 香附米各一两 山栀子七钱

吞酸七十九

夫吞酸者，与吐酸不同。吐酸，平时津液随上①升之气郁积而成，郁积之久，湿中生热，故从火化，遂作酸水，而吐出酸水②如醋。其有郁积之久，伏于肺胃之间，咯不得上，咽不得下。肌表风寒，则内热愈郁，而酸味刺心；肌表温暖，腠理开发，或得香热汤，津③液得行而渐解，其病渐痊矣。

主方经验 治吞酸通用。

黄连一两，陈壁上土炒 黄芩同上制 吴茱萸各一两 陈皮五钱 苍术一两

上各为末，神曲糊为丸，如绿豆大，每服三十丸，津

---

① 上：原作"土"，形近而讹，据《仁斋直指方》改。
② 酸水：此下22字原作"于肺脘之间，咯不得下"，据《局方发挥》改。
③ 津：原作"化"，据《丹溪心法》改。

液咽下。

主方经验 治吞酸湿热胃口。

半夏 赤茯苓各一两 吴茱萸炒 黄芩 黄连 栀子各
一两，酒炒 陈皮 甘草 砂仁 香附米各一两

上咀，每服五钱，姜五片，水煎服。

嘈杂八十

夫嘈杂者，中气不足，湿气胃虚，膈气痰火，故有嘈
杂之患。治疗之法，热呕以黄连、生姜、橘皮。而汪洋作
痛，香砂二陈汤，宜用栀子二陈汤。忔①者以干桃柿蒂汤，
吐痰宜竹茹橘皮汤。又当审其虚实，辩其冷热，养其中
气，庶无差矣。

主方经验 治脾胃痰火，干呕，欲吐不吐，有声无物。

黄连炒 橘皮 生姜各二两 半夏 枳实各一两半 竹
茹 甘草各一两

上咀，每服五钱，姜三片，水煎服。

加减陈皮汤 治嘈杂，右关脉沉。

陈皮 半夏各二两 白茯苓一两半 藿香一两 甘草炙，
五钱

上咀，每服五钱，姜三片，水煎。有声无物，入砂
仁、香薷；有声无物，入姜汁、炒黄连；痰呕，入竹茹一

---

① 忔：疑"哕"字之误。

块；气虚呕吐，入人参、白术、磨沉香；冷者，入附子六君子汤；日久呕吐，咳者手足冷，用黄连生姜陈皮汤。

关格八十一

夫关格者，其证多死，因寒在上，内热在下，两手寸脉俱盛。治法当吐，以提其气之横路，不必出痰也。其痰吐中便有降，有气虚不运者，用补气升降治法也。

主方经验　治关格上焦痰壅，两手脉盛是也。

半夏　陈皮各二两　白茯苓一两半　甘草一两　南星　枳壳　枳实各一两

上咀，每服五钱，水煎服，用鹅毛患人咽喉探吐之。如病虚弱，不可用之。

邪祟八十二

夫邪祟者，血气身之神也，神既衰乏，邪因而入。若夫血气两虚，邪客中焦，《秘要》① 有禁咒②一科，乃移精变气之小术耳，可治小病，而③内有虚邪，外有实邪，能治之乎？

主方经验　治暑月劳渴大惊，病似邪鬼，脉弦而沉数者是也。

---

① 秘要：原作"闭要"，据《格致余论》改。
② 咒：原作"况"，据《格致余论》改。
③ 内：此后原衍"胃"字，据《格致余论》改。

人参　白术　陈皮　白茯苓各二两　黄芩　黄连各□两半

上咀，每服五钱，加姜汁、竹沥，水煎服。如未效，□□，又入荆沥。

一法　用盐炒一撮，汤泡灌之，大吐痰出，汗自愈。

卒尸八十三

夫卒尸者，因心气虚，有恐，精神不全，有热，遂为邪鬼所侵，其证万端，如醉如狂，世所谓冲恶是也。风寒暑湿不正之气，中人之虚而卒然晕倒，自依风寒暑湿中之治法。有痰随气所使亦然，难以中恶同论。病有似象，寸口脉沉大，而滑紧而急者，卒尸厥。呼之不应，脉厥者死，脉当大反小者死也。

主方经验　治卒尸已死。

麻黄三两　肉桂二两　杏仁一百二十粒，去皮尖

上咀，每服五钱，水煎服。

中恶八十四

夫中恶者，是人精神衰弱，为鬼邪之气卒风之也。其人阴阳顺理，荣卫和平，神守则强，邪不相干。若将理失宜，精神衰弱，便中鬼毒之气。其状卒然心腹刺痛，闷乱欲死。凡卒中恶，腹大①而满者，诊其脉，紧大而浮者②

---

① 大：原作"动"，据《奇效良方》改。

② 者：原漫漶不清，据《奇效良方》补。

死，紧细而微①者生。中恶者瘥后余势尚滞，发作而变成痓②也。

主方经验 治中恶脉浮而缓是也。

细辛一两　甘松二两　川芎三两　麝香少许

上为细末，水和为丸，如弹子大，每服一丸，白汤下。虽轻，亦常烧一丸服。

加减桃皮汤 治中恶喘急，心腹作痛，胸膈胀满，短气。

桃枝二两　白杨皮一两　栀子七个　当归　桂心　附子去皮脐，泡　吴茱萸各一两半　香豉半两

上咀，每服五钱，姜三片，枣一枚，水煎。入珍珠末半钱，温服，如无白杨皮，倍桃枝，亦可服。

麻木八十五

夫麻木者，风湿热下陷入血分阴中，阳道不行，亦有痰在血分者。其证合目③则浑身麻木痒者④，血不荣肌腠，手麻木，胸中有湿痰死血是也。治当活法，庶无误矣。

主方经验 治麻木。

人参　黄芪　当归各二两　甘草五钱　黄柏　白术　苍术各一两半　赤茯苓　升麻各七钱　柴胡　赤芍药各一两半

---

① 微：原作"浮"，据《奇效良方》改。
② 痓：原作"痘"，形近而讹，据《奇效良方》改。
③ 合目：原作"自合"，据《脉因证治》改。
④ 木：原作"目"，据《脉因证治》改。

上咀，每服五钱，姜三片，水煎。如痰盛，加陈皮汤同服。

腋气八十六

夫腋气者，生于身，上及口，或肿痛臭，此药主之。

主方经验　治腋气。

胡粉三钱　密陀僧四钱　黄丹二钱　铜青四钱　轻粉二钱

上为末，以纸衬卓①上托住，以药擦腋下，令热痛，即换。旧衣着用灰汁洗净。

一法　枯矾、黄丹，入麝香少许，各为末，擦付腋下。

癞风八十七

夫癞风者，即厉风也。吁，此恶疾疮痍茶毒②，作热作寒③，身体魁羸④，手足指脱，眼烂鼻塌，齿豁唇翻，颜色枯黄⑤，鬓眉堕落，顽麻痛痒，不能屈伸。病症之恶，莫甚于此。大率多因嗜⑥欲无度，劳伤气血，发热汗出，不避风湿，气与营卫⑦相干，致伤肌肉皮肤，变坏人形。

---

① 卓：同"桌"。《金史·礼志六》"俟有司置香案酒卓讫。"

② 恶疾疮痍茶毒：原作"恶毒疮疾茶疮"，据《普济方·诸风门》改。

③ 作热作寒：《仁斋直指方》作"乍热乍寒"，义胜。

④ 魁羸：原作"傀儡"，据《仁斋直指方》改。

⑤ 黄：原作"壳"，据《仁斋直指方》改。

⑥ 嗜：原作"耆"，据《仁斋直指方》改。

⑦ 营卫：原脱，据《仁斋直指方》补。

《千金方》云：自作不仁，极猥之业，虽有悔言，而无悔心者也。亦有传染触犯得者，此不谨之所致也。人有此疾，必须忌盐，并一切口味，幽隐林泉，屏出世务，及早救疗，庶得全人。治法必搜风杀虫，消逐恶血，切勿用补。大抵风从上起而下者顺，从之足起而上者逆，顺则易①，逆则难，又当识②此也。

主方经验　治诸风癞□鼻眉塌，脉③弦而数，并治久年风疮。

天麻二两　蕲黄蛇一条，酒浸　当归三两　细辛去土　白芷各一两　蔓荆子　白蒺藜各二两　威灵仙　荆芥各五钱　菊花　苦参各四两　沙参　木贼　甘草各一两　石菖蒲　天门冬各一两半　赤芍药　定风草各一两　地龙　何首乌　胡麻　木鳖子各一两　草乌泡　苍术　大风子　防风　羌活各一两　僵蚕炒　蝉蜕各五钱　麻黄　连翘　川芎各二两

上为末，酒糊为丸，如梧桐子大，每服五十丸，空心温酒送下。

大风八十八

加减乌梢蛇丸散　治大风疮，眉毛脱落，及遍身生疮，迁延岁月，犹如疥癣，或如鱼鳞，其症不一，痛痒不

---

① 易：原作"异"，据《仁斋直指方》改。
② 识：原作"职"，形近而讹，据《仁斋直指方》改。
③ 脉：原脱，据文义补。

时。眉毛再生，疮癞退光如旧。

乌梢蛇三两，去骨，酒浸一宿　白花蛇三两，同上制　川乌一两，切片，香油浸一宿　草乌一两，去皮，同上制　石菖蒲　何首乌　荆芥　木香　薄荷　当归　白芍药　防风　白芷　天麻　川芎　羌活　独活各二两　甘草一两　大黄二两　自然铜火煅①七次，好醋焙②干

上，如此患禀受虚弱，或中年之人，倍大黄、荆芥、薄荷、羌活各一两半，俱为末，每服一钱，酒调服之。夏月冷服，冬天热服。一日二次，午时茶清服。如前一般药末，酒糊为丸，如梧桐子大，每服十丸。双日服药，此方大效。用全蝎洗浴，除根。

主方经验　治大风通用。

真川乌　草乌米泔浸，各七钱　防风　白蒺藜各一两　胡椒　乌药　蔓荆子　甘草各三钱　南星　薄荷　川芎　牛蒡子　黑牵牛炒，各六钱　白芷　大黄各五钱　五灵芝五钱　没药一钱半　全蝎　南苁蓉　天麻各半两　赤茯苓八钱　干菊花五钱　细辛　荆芥各五钱　枸杞子三钱　何首乌　川归各八钱　赤芍药　皂角各五钱　红矾一两半　姜蚕一两半　蝉蜕五钱　香附子一两　葛粉三钱　木瓜　麻黄一钱　大风油半斤片脑一钱　麝香一钱　辰砂一两　黄连一两　白花蛇六两，酒浸三宿，去骨焙干

---

① 煅：原作"虾"，形近而讹，据文义改。
② 焙：原作"倍"，形近而讹，据文义改。

上为末，面糊为丸，如梧桐子大，每服百丸，茶酒送下，日进三服，不拘时服。

肺风八十九

夫肺风者，皮燥开拆，血出大痛，乃肺热生风也。

主方经验　治肺风通用。

苦参　皂角各二两　蛇肉焙，四两　荆芥　黄芩各一两半

上咀，每服五钱，水煎服，及煎汤洗浴，尤妙。此方概不可传。

胃风九十

夫胃风者，因饮食讫，乘风凉，而致其证，饮食不下，形瘦腹大，恶风，头多汗，膈塞不通，右关脉弦而缓带浮。治疗此证，看所挟加减。

主方①经验　治胃风脉弦而缓，两关俱带浮者是也。

人参　白茯苓　川芎　当归各二两　桂心五钱　白术　赤芍药各一两半

上咀，每服五钱，入粳米一百粒，水煎服。如腹②痛，加木香倍桂心。

---

① 方：原作"风"，据文义改。
② 腹：原作"服"，形近而讹，据文义改。

肾脏风九十一

夫痒者，出心肾虚，世所共知，谓之肾脏风也。人之气血不和，内为嗜欲所耗，外为风冷所乘，风、毒、湿、热，气皆从虚而入囊间，治法当疏风解毒，流行①湿热，其证则愈矣。

主方经验 治肝肾风毒，胕囊虚痒，脚下癣疮。

川芎　当归　白芷　细辛　白蒺藜各二两　桃仁　白芍药　半夏　五灵脂　苍术泔水浸，各一两　杜仲　肉桂　天麻　薏苡仁　陈皮各一两半　槟榔　厚朴制　甘草各一两

上咀，每服五钱，姜三片，枣一枚，水煎，入乳香少许为佐，心气肾气抟矣。或有别证，去乳香。

加减龙骨散 治外肾之湿痒形烂，左尺脉沉②是也。

石膏　龙骨各二两　麝香少许　乳香一钱　五倍子三钱　白及　黄丹各二钱　黄柏五钱

上各为末，先以苦参、大腹皮、紫苏叶煎汤洗，后用此药付之，加苦矾些少。

白癜风九十二

白癜紫癜一般风，附子硫黄最有功。姜汁调匀茄③蒂

---

① 流行：原脱，据《仁斋直指方》补。
② 沉：原作"况"，形近而讹，据文义改。
③ 茄：原作"加"，形近而讹，据下文改。

擦，但患处痒并无踪。上先以布擦洗其患处令损，以茄蒂蘸药擦之。一说白癜用白茄蒂，紫癜用紫茄蒂。

主方经验　治白癜风。

雄黄　硫黄各五钱　黄丹　天南星各三钱　枯矾　密陀僧各二钱

上为末，先以姜汁擦患处，姜蘸药末擦后渐黑，次日再擦，黑散则无恙矣。

紫癜风九十三

主方经验　治腹内顽麻，发紫癜风。

荆芥穗　蔓荆子各一两　威灵仙　何首乌　防风　甘草五钱

上为末，每服二钱，水煎，食前服。并白癜，亦可服之。

一法　治紫癜风，用紫草煎汤，擦洗数次即愈。

赤游风九十四

主方经验　治赤游风，手足忽然肿痛色赤是也。诸方不载，不治则杀人。用野葡萄根细捣如泥，贴肿处即消。

一法　治游肿流遍身，赤色，入腹即死。急用生猪肉付上肿处，数次换之，其肉虫鸟俱不食，恶臭是也。

白游风九十五

主方经验　治二腿界及小便边肿痛赤烂，其色白者是也。用鳝鱼刺血，擦患处，即愈。如无鳝鱼，用螺丝去壳，盐少许，捣烂①如泥，贴付，神效。或用痈疽门膏药，贴上即消。

诸虫九十六

大人身有诸虫，若无，则人身不成不立。虫与人俱生，状②如马尾，或如薄③筋，出则在脾，入则在脏，古方论凡人皆有之，固不待辩而知矣。皆由脾胃俱虚，饮食生冷、甘肥、油腻等物，节宣④不时，腐败停滞，所以发。虫之为病，呕吐，恶心，口出涎末，有去有来，乍发乍止是也。

主方经验 治诸虫。脉洪而大者，蛔虫也。

槟榔三钱　芜荑二钱　木香一钱五分

上为末，作二服，煎石榴根汤。至五更，吃炙肉一片，嚼细，引虫上至喉，用石榴根汤温调药，空心服，虫自软而下。

一法 治杀下一切诸虫，脉沉弱而弦，是虫也。

雷丸三个　槟榔三钱　鹤虱一两半　使君子⑤七个，去皮

轻粉少许

---

① 烂：原作"澜"，形近而讹，据文义改。
② 状：原作"伏"，形近而讹，据《仁斋直指方》改。
③ 薄：原作"簿"，形近而讹，据《千金要方》改。
④ 宣：原作"宜"，形近而讹，据《仁斋直指方》改。
⑤ 使君子：原作"四君子"，据文义改。

上各为末，作二服，当用精猪肉一两，以皂角浆浸一宿，至五更，微火炙熟，有麻油拭①内，候温，取一服药末，掺之于肉上，略烘过，空心食之，诸虫自下。

水蛭九十七

夫人或酒后口渴，或发热太甚，夜间吃水，误食水蛭在腹，或至三五个月而面黄瘦，腹胀满闷，诸药不效。余立一方，经验多矣。

主方经验 治男女误食水蛭，用泥土为丸，油为衣，丸如绿豆大，每服一百丸，或服二百，空心温水送下。其蛭随土同下，且油能泄泻泥土，水蛭之出也，故效不可具述。

丹毒九十八

夫丹②毒之候，由热毒之气搏于荣而风乘之，所以热毒之气于肌肉而为走注也。然丹有五，不特③本色，或青黄白黑，以为血热风毒，有盛有衰，挟寒挟热，故其色变易不同。诸疮属于心，心④为血之主，血为热之媒，大色赤风以动之，于是⑤游走而遍体也。由四肢而入腹入肾则

---

① 拭：原作"杝"，形近而讹，据文义改。
② 丹：原脱，据标题补。
③ 特：原作"持"，形近而讹，据《仁斋直指方》改。
④ 心：原脱，据《仁斋直指方》补。
⑤ 是：原脱，据《仁斋直指方》补。

杀人，初生于心腹而流散于四肢者，则易愈也。

主方经验 治诸丹，脉浮而弦者是也。

防己 川升麻 黄芩各一两半 犀角五钱 黄芪 川芎 朴硝各一两 荆芥 竹叶各七钱

上咀，每服五钱，新井水煎，临服加蜜少许。

加减蓝叶散 治诸丹，发热赤肿。

白芷 柴胡 知母 杏仁 川芎 赤芍药 生地黄各二两 升麻 干葛 甘草 软石膏各一两 栀子 蓝叶① 当归各二两

上咀，每服五钱，水煎服。如热毒，加黄芩、玄参。

加减土沙散 治诸丹。

土沙 软石膏各一两 荆芥五钱

上为末，每服二钱，蜜水调下，兼用扑②身。诸热，加黄芩、玄参；冷，加黄芪、白芷。

又方拔毒散方见汤火门 将药刷之即愈。

一法经验 治丹毒，用朴硝一味为末，调擦。

瘾疹九十九

夫风气挟热，起于腠理，不肿不发，为瘙痒，谓之瘾疹，此气风热之浮浅者也，亦有风寒暑湿之气行焉。风热在表，天时炎暄，而燥成之，则为赤疹。若冷气折，则为

---

① 蓝叶：即大青叶。
② 扑：原作"朴"，形近而讹，据文义改。

白疹。或搭汗腠风，或汗出脱衣而得疹者，隐隐微黄，似赤似白，凝滞于肌肉之间，四肢重著，此风热挟湿，外证又可推矣。若不分寒暑湿之，概以治风热等证治之，杂证交攻，由瘾疹而变疮证也。

主方经验 治风热瘾疹，其脉浮数者是也。

苦参二两半 胡麻子三两 荆芥 何首乌 威灵仙 防风 石菖蒲 牛蒡子炒，各一两半 菊花 蔓荆子 白蒺藜炒 甘草炙，各一两

上为末，每服三钱，食后薄荷汤下。

加减消风荆芥散 治瘾疹瘙痒通用。

人参 羌活 川芎 白茯苓各二两 僵蚕 藿香 荆芥 防风各一两半 甘草 蝉蜕 厚朴 陈皮 升麻各一两

上为末，每服五钱，姜三片，水煎。寒加肉桂减升麻，挟暑加柴胡、黄芩，挟湿加赤茯苓、苍术。

又方经验 治冷丹遍身，或手足忽然瘙痒，发出赤白饼，大者如钱，小者如钱眼，或发寒热，用二□炒荆芥，煎汤洗浴即消。外用白矾、朴硝为末，二味用井水调搽，及服前荆芥散，神效。

又方 治瘾疹及冷丹，用白僵蚕真者炒去丝，姜汁调下。丹疹，并不可食醋。

蛊毒一百①

夫蛊毒者有数种，皆妖魅变感之气而毒人也。令人心腹搅动，痛如有物咬，血肉皆烂，若不速治，食人五脏则死。此病有缓有急②，急者十数日便死，缓者延引岁月，游走腹内，气力羸瘦，骨节沉重，发则心腹痛，烦躁，而所中之物则变为虫，渐食脏腑，则死矣。欲验之法，令人吐。中者，大抵脉数而细死，浮缓而疾者生。

主方经验 治蛊毒。

晋矾 建茶各二两

上为末，每服三钱，新汲水调下即吐，效。未吐再服，必吐。

加减苍术散方见脾胃门③ 治蛊毒，去草果，加生漆，和为丸，如梧桐子大，每服一百丸，好酒送下。

加减万病解毒丸 治解一切毒，并蛊毒，如被狐狸毒、鼠毒、恶菌毒、河豚毒物、疫死牛马肉毒，或蛇、恶犬所伤。又治痈疽发背，并一切恶疮，诸风瘾疹，及无名肿毒，随手取效，万无一失。凡人家，出入不可无此药。

五倍子打破，净，三两 山慈菇去皮，净，二两，要真者，效 千金子去壳油，取霜，二两 红牙大戟去芦，洗，焙，一两

---

① 蛊毒一百：此节正文后原衍"解诸毒"一节，与本书后文解诸毒一百九十三、解药毒一百九十四重，今删。

② 急：原脱，据文义补。

③ 方见脾胃门：原置"治蛊毒"后，今据全文体例移。

半　麝香三钱，另研

上除千金子、麝香外，三味研细，却又二味研匀，用糯米饮为剂，杵千余下，分为四十粒，研生姜汁、薄荷自然汁，或用干薄荷，水煎，冷调服，或井花水研服通用。二三行不妨，只用温粥止住，合时宜端午、七夕、重阳日，或天月二德亦佳。要净室中焚香，致诚收制，毋令妇人、鸡犬见之。其效不可具述，宜谨藏之。

一法　治蛊毒用。

雄黄　朱砂另研，各一两　白蒺藜　巴豆去壳、油，各三钱

上各为末，炼蜜为丸，如梧桐子大，每服三十丸，空心干姜汤送下。吐下恶物并毒物，常以烦闷后，将鸭肉补之。

卷　下

肿胀总论

夫肿胀者，风、湿、火郁之所成也，古云有水胀与肤胀、鼓胀、肠覃、石瘕五者之分。水有十者之分，一曰青水，根于肝，先从面肿，渐行周身；二曰赤水，根于心，先从胸肿而起；三曰黄水，起于脾，肿从腹起；四曰白水，起于肺，先从脚肿，而喘嗽上气也；五曰黑水，起于肾，从四肢而起；六曰玄水，起于胆，先头面而全足胫肿；七曰风水，起于胃，先自四肢肿，而至通身，及腹胀满；八曰石水，根于膀胱，其状起于脐下，而①腹肿大者是也；九曰里水，起于小肠，先小腹而渐至肿也；十曰气水，起于大肠，其状乍来乍去，乍盛乍虚。此其候也，皆因上下不通，关窍不利，气血痞膈，阴阳不调而致也。今人不分阴阳虚实，举手便行利药，盖肿②种不同，难以一概而论。故阳水为病者在上，风湿之所成；阴水为病者在下，寒湿之所致。所以面风足水也。治法风从汗散，水向便通，正所谓上下分消其湿也。故肿有虚实，药有王霸，今人治肿者每行利药，肿消气下乃云得泻之力。殊不知脾

---

① 而：原作"面"，形近而讹，据《仁斋直指方》改。
② 肿：疑"种"字之误。

胃愈泻愈虚，气虚中满，利之虽肿气渐下，随消随起，所以脐突、背平、唇黑，虽有扁鹊，不能疗也。其肿胀有水肿、胀满之分，另具于后，宜加减而用也。

水肿一百一

夫水肿者，皆由脾胃有伤，盖脾胃者土也，肾者水也，肾能摄①水，脾能舍水。肾水不流，脾舍湮塞，是以上为喘呼咳嗽，下为足膝②胕③肿，面浮腹胀，小便不利，外肾为肿，甚④则肌肉崩溃，足胫流水，多致不救。又有鼓胀，四肢面目俱浮，其初起之状，目胞微肿，肢满体重，小便黄色，皮肤见薄而光，手按成窟，举手即满是也。治法，身有热者，水气在表，可汗；身无热者，水气在里，可下。用通利小便，顺气和脾，俱不可缓耳。大抵脉沉而伏者可治，脉大行长者难疗也。

主方经验 治暑湿寒伤，浮肿，脉沉，小便赤，大便滑。

葶苈二两，炒　木香不见火，三钱　赤茯苓一两　肉桂滑石各一两半　猪苓　泽泻各二两半　白术一两半　木通二两半　甘草五钱

上咀，每服七钱，姜四片，水煎，半饥时服。

---

① 摄：原作"揖"，据《严氏济生方》改。
② 膝：原作"膝"，据《严氏济生方》改。
③ 胕：原作"附"，形近而讹，据《严氏济生方》改。
④ 甚：原作"尽"，据《严氏济生方》改。

又方经验　治水肿，腹大如鼓，脉沉而数，遍身皆肿。

大戟另研　白牵牛头末各一两　木香不见火，三钱

上为末，每服二钱，用猪腰子一副批开，糁药在内，煨熟，空心食之。泄下黄水为度。盐不可食，忌甘草，不可同食。如肿不能全去，于腹绕脐涂甘草末，以甘草水洗之，其肿甚去。

加减消肿散　治一切虚肿。

木香不见火，三钱　赤茯苓　槟榔各二两　木通二两　大腹皮一两　枳壳二两　厚朴制　陈皮　三棱　莪术　猪苓　泽泻各一两　苍术　青皮各一两　紫苏子炒　香附米　防己各一两

上咀，每服五钱，姜三片，萝卜子一撮，水煎。如大便燥，加黑牵牛；气喘，加桑白皮、葶苈；小便涩，加车前子。

加减葶苈汤　治瘀血停滞，右关脉浮，而血化为水，四肢浮肿，肉皮赤丝，名曰血分。

葶苈　细辛　莪术各一两　肉桂　赤芍药　玄胡索　川芎　当归　白芷各二两　槟榔　桑白皮　瞿麦　大腹皮　赤茯苓　陈皮各一两　大黄　甘草各五钱，俱煨

上咀，每服五钱，姜三片，枣一枚，水煎服。

加减萝卜子散　治水病，浮肿，脉浮而大，有力者是也。

赤茯苓　萝卜子　黑牵牛　葶苈子各二两半　甘草七钱　半夏　川芎　槟榔各一两　肉桂　青皮　陈皮　商陆各一

两半

上咀，每服五钱，姜三片，水煎。半饥时服，加木香磨药水同服。

一法经验 治水肿，用千金子二百五十粒，姜三片，滚白水煎，空心食之，以泄为度。

又法 治腹胀，用癞虾蟆一个，入猪肚内，煮熟，去虾蟆，将肚一日食尽。

又法 治男子阴肿大如升，作①痛，用马鞭草捣烂，涂之即消。

胀满一百二

夫胀者，阴阳不和，或脏气不平，或将理失宜，因四气外感，七情内伤，饮食生冷，过饮寒浆，中焦痞结，气□壅塞，身体腹大而四肢瘦削，烦躁嗽水则成胀满，俗谓之膨胀是也。或肠鸣走气漉漉有声，或两胁腰背痛连上下，或头疼呕逆，或胸满不食，或大小便不利，背胀满，更有黄肿水气、脚气，及妇人血膨，皆令人发斯证也。或脐心突起，或下利频频，百药遍尝，未见一愈耳。大抵脉沉而实者易治，脉小而疾者难疗也。

主方经验 治胀满脉浮而湿，此药调荣卫，利三焦，行痞滞，利小便。

半夏　厚朴制　青皮　陈皮各一两半　紫苏叶　香附米

① 作：《奇效良方》作"核"，义胜。

各一两　甘草　肉桂各五钱　莪术　三棱　白术各二两　人参　石菖蒲各一两　大腹皮　槟榔　藿香各一两半　木香三钱　草果　木通　白芷　赤茯苓　木瓜各一两　丁皮①七钱

上咀，每服五钱，枣一枚，水煎。如脏自利，入粳米一□煎；妇人气血癥瘕，入醋半盏煎。

又方经验　治气血凝滞，腹内鼓胀肿大。

枳壳四两，切作四分　枳壳一两，用苍术一两同炒　萝卜子一两，同炒　小茴香一两，同枳壳炒　牛膝一两，同枳壳炒

各以枳壳黄色为度，只用枳壳一味为末，却将苍术等四味用水二碗煎至一碗，去粗取汁，打糊为丸，如梧桐子大，每服五十丸，食前米汤送下。

加减朴香散　治脾胃怯弱，脉沉而细，风寒湿气所伤，遂致心腹胀满，有妨②饮食。

厚朴　藿香　半夏　陈皮　白术各二两　甘草五钱　槟榔　桂枝　干姜　枳壳各一两

上咀，每服五钱，姜五片，枣一枚，水煎。如不虚弱，减去白术，加木香、枳实、香附米。

加减感应丸方见宿食门　治鼓胀，泄泻，气滞。治肿胀大法，宜补中行气利小便。朝宽暮急，血虚；暮宽朝急，气虚；朝暮气急，气血俱虚。

---

① 丁皮：即丁香树皮。《本经逢原》：治腹胀、恶心、泄泻虚滑，水谷不消。

② 妨：原作"防"，形近而讹，据文义改。

加减砂仁调气汤方见诸①气门　治气不升降，胸膈痞闷，心腹胀满。

一法经验　治久患肿胀，泄泻数升，昼夜不止，内气脱也，用益智子煎汤服，立止。

积聚总论

夫积者，五脏之所积也，聚者，六腑之所聚也，皆由阴阳不和，脏腑虚弱，风邪抟之，所以成积作聚也。故曰：凡积聚之病，或恶寒潮热，或痞噎呕吐，或走注疼痛，或腹满泄泻，其证多端，难以概治。予考积聚之患，正气不足，邪气有余，今世俗俱作有余之证，投以寒凉泄利、损阴耗气之剂，所以荣血愈消，阳气愈弱，故病日笃矣。治疗之法，开郁软痰，养其正气，调其脾胃。脾胃一调，饮食渐进，脾得谷气，荣卫充实，故无斯患矣。况善治者，犹良农也，去稊稗②，种植及时，而禾稼日盛，而稊稗日衰。善医者养，正气日盛，而邪气日衰，而积聚消矣。古云：满座君子，而小人自然退位。其言信矣。余将积聚痞块并脉理分门治法于后，照依调理，病可脱矣。

肥气一百三

主方经验　治肝之积，在左胁下，大如覆杯，有头

---

① 诸：原无，据本书前文诸气三十六补。
② 稊稗（tíbài 提拜）：杂草。

足，令人发咳逆、痎疟，脉弦而细是也。

厚朴制　黄连各一两半　柴胡　川乌各二两　川椒炒去汗
巴豆霜去油，是　干姜炮　皂角　赤茯苓　广术炮　人参各
一两　昆布泡洗　甘草各七钱

上各为末，入巴豆霜研匀，炼蜜为丸，如梧桐子大。
初发服一丸，一日加一丸，至大便微溏。住，可服诸积门
积聚汤，加减用之。

伏梁一百四

主方经验　治心之积，起脐上至心，大如臂横，架于
脐上，身体髀骨皆肿，环脐而痛，脉沉而芤是也。

赤茯苓　厚朴制　人参各二两半　枳壳　三棱各一两
半夏汤泡　白术各一两

上为末，面糊为丸，如梧桐子大。每服五十丸，米汤
送下。亦兼服散聚汤，五积加减用之。外用痈疽门膏药，
倍加阿魏、龙骨，贴患处立消。

痞气一百五

主方经验　治脾积如盘，覆于胃脘，四肢不仁，如黄
疸①，饮食不为肌肤，心背掣痛，脉浮大而长是也。

赤石脂火煅，醋淬　川椒炒　干姜炮，各一两半　桂心

---

① 疸：原作"疽"，形近而讹，据《难经·五十六难》改。

附子炮，各一两　大乌头炮，去皮，一⊘半

上为末，炼蜜为丸，如梧桐子大，以朱砂为衣。每服五十丸，米汤送下。用诸积门散聚汤加减服，亦用前方膏药贴之。

息贲一百六

主方经验　治肺积，在右①胁下，大如覆杯，其状洒洒寒热，气逆喘嗽，发为肺痈，脉浮而毛②是也。

半夏炮　桂心　人参　吴茱萸洗　桑白皮　葶苈各一两半　甘草炙，各七钱

上咀，每服五钱，姜三片，水煎，加红枣二枚。亦可用诸积门五积等汤、丸煎服。

贲豚一百七

主方经验　治肾积，发于小腹下，上至于心，如豚走之状，上下无时，喘逆，骨痿，少气，脉沉而滑是也。

甘李根皮火焙　干姜　川芎　当归各一两　白芍药　黄芩　半夏各一两　甘草七钱

上咀，每服五钱，姜三片，水煎服。用散聚汤、五积丸加减服之，外用膏药贴之。

---

① 右：原作"左"，形近而讹，据《难经·五十四难》改。
② 毛：原作"毫"，据《严氏济生方》改。

诸积一百八

主方经验 治诸食积结聚，心腹引痛，寸口脉洪而大者是也。

丁香 木香各五钱 良姜醋煮 百草霜各一两 三棱
莪术各二两 青皮 皂角各一两半 巴豆五钱

上各为末，糊为丸，如麻子大，每服十丸至二十丸止。积气，用陈皮汤下；口吐清水，淡姜汤下；呕吐，藿香甘草汤下；小肠气，用茴香酒下；妇人血气痛，淡醋汤下；小儿疳积，使君子汤下。利三五次，白米粥补之。

加减五积丸 治一切积块。

黄连 厚朴各五两 川乌 干姜各三两 白茯苓 人参
各半斤 巴豆霜四两

上为细末后，加巴豆霜和匀，炼蜜为丸，如梧桐子大，每服二十丸。大便微溏，加厚朴减黄连；闷乱，加桂；气短，减厚朴；心积，加黄芩、桂心、茯神、石菖蒲、丹参；肝积，加柴胡、皂角、莪术、昆布、川椒；脾积，加砂仁、吴茱萸、黄芩、泽泻、茵陈、川椒；肺积，加桔梗、天门冬、紫菀、三棱、陈皮、川椒、白豆蔻、青皮；肾积，加玄胡索、川楝子、附子、泽泻、独活、桂心、石菖蒲、全蝎。癖积，加三棱、莪术；肉积，加硇砂、阿魏；酒积，加神曲、麦芽；血积，加虻虫、水蛭、桃仁、大黄；水积，加甘遂、黑牵牛、芫花；食积，加山楂、巴豆；鱼积，加陈皮、紫苏；涎积，加雄黄、腻粉；气积，加木香、槟榔、香附米；菜果积，加丁香、桂心；寒冷积，加附子、硫磺、厚朴。

加减散聚汤 治久气积聚，脉沉而伏，状如癥瘕，随气上下，发作有时，心腹绞痛，腰胁腹胀，大小便不利。

青皮 半夏 川芎各二两 陈皮 杏仁 肉桂 赤茯苓各一两半 甘草炙，一两 当归 枳壳 厚朴 吴茱萸 香附米各一两半 赤芍药 三棱 莪术 槟榔各一两

上咀，每服七钱，姜五片。如虚呕逆，加附子、干姜；大便燥，加大黄。一方加三棱、莪术、赤茯苓、槟榔。

加减胜红丸 治诸积，气促不安，胸腹作痛，呕吐清水。丈夫酒积，妇人血气，小儿食积①，并②治之。

陈皮 青皮各一两 三棱 莪术各二两 干姜 良姜各一两半 香附米一两半 厚朴 枳壳各一两

上为末，糊为丸，如梧桐子大。每服五十丸，姜汤送下，加萝卜子炒一两。

痞块一百九

夫五脏之所积者，其病难医；六腑之所聚者，其病易治。挟水为癖，挟血为癥，血气痰水，皆能作块。六腑失

---

① 积：原书漫漶不清，据《奇效良方》补。
② 并：原书漫漶不清，据《奇效良方》补。

常，则邪气聚而不散，如发时既无根，在上下无所留止，其痛亦无常处，故在上则肿，在下则胀，或旁攻二胁。如有痞块，易为转动，非五积之比也。虽曰气食积□成块，必因痰气结聚，并食积之物，而后坚硬。发块之初，宜早治之。大抵脉顺而活者，易治也。

主方经验 治痞气块，攻刺疼痛，肠鸣，呕吐酸水，及五积噎食。凡诸般心痛，丈夫小肠气，妇人血气，并治之。

小茴香 青皮各二两 甘草 陈皮 莪术煨 肉桂各一两 川芎一两 白芷八钱 生姜四片 盐半两，焙干 胡椒二两 砂仁 阿魏三钱半，酒浸一宿 丁皮 三棱 香附米各一两半

上各为末，糊为丸，朱砂七钱为衣，如鸡头子大，每服三五粒，炒姜汤送下。

又方经验 治食痕，酒痕，血痕，气块，时发刺痛。

三棱 莪术各二两半 陈皮 青皮各一两半 香附米 枳壳各二两，炒 木香 肉桂各五钱 槟榔 小茴香各二两半 硇砂一钱，炒，另研 良姜一两

上为末，酒糊为丸，如梧桐子大，每服五十丸，空心，姜汤送下。

加减二香汤 治积聚成块，随气上下，发作有时，心腹攻痛，上气窒塞，小腹胀满，大小便不利。

藿香 小茴香各二两 益智 陈皮 三棱 莪术 桔

梗　肉桂各一两半　甘草　香附米　枳壳各一两

上咀，每服五钱，姜三片，水煎服。虚寒加干姜，痰加半夏、南星，大便实加牵牛、大黄，小便不利加木通、泽泻，气喘加葶苈、苏子、桑白皮，饮食少加白豆仁、砂仁、草果。

加减蟠葱散方见肚①痛门　治冷气积聚滞闷，痞块攻痛。

一法经验　贴诸积块，用大黄、桂心、朴硝各一两为末，用大蒜捣膏，和匀贴之。痞块皮里膜外，须用补气开之，兼用二陈汤加香附，先须断厚味。

又法　治痞，用未化石灰半斤为末，瓦器中炒微红，提出。候热消②，入大黄末一两炒熟，仍提出。入桂心五钱略炒，入米醋熬成膏后摊，烘热贴。大凡积块，不可专用下药，徒损元气，病亦不去。当消导融化，行死血块。块消后，须大补，外用痈疽门万应膏倍加阿魏贴，使烘热鞋底。

秘结一百十

夫阴阳二气，贵乎不偏，然后津液流通，肠胃润溢，则传送如经矣。摄养乖理，三焦气滞，运掉不行，遂成秘结之患。其患有五，曰风秘、气秘、热秘、寒秘、湿秘是

---

① 肚：疑误。
② 消：原作"稍"，据文义改。

也。更有发汗利小便，及妇人产后亡①血，走耗津液，往往皆能令人秘结。燥则顺之，涩则活之，秘则通之，寒则温之，热则清之，此则一定之法也。

主方经验　治肠热脉涩，小便数，大便闭结。

大黄　赤芍药各二两　厚朴一两半　麻仁去壳，一两　杏仁去皮尖，一两半　枳壳二两

上为末，炼蜜为丸，如梧桐子大，每服五十丸，温汤送下。

又方经验　治肠风胃燥，大便秘②结用。

枳壳七钱　甘草一两

上各为末，炼蜜为丸，如梧桐子大，每服五十丸，白滚汤送下。

加减羌活散　治七情之气结于五脏，不能流通，以致脾胃不和③，心腹痞闷。

羌活一两半　白术二两　木香　沉香各三钱　川芎七钱
大腹皮　紫苏　木瓜各一两半　甘草　陈皮　槟榔各一两

上咀，每服五钱，水煎。如大便实闭，加枳壳、杏仁。

加减苏子汤方见痰涎④门　治气不升降，大便不通，加枳壳、杏仁、赤芍药。

---

① 亡：原作"忘"，据《寿世保元》改。
② 秘：原脱，据《普济方》改。
③ 脾胃不和：原作"脾而和"，据《古今医鉴》改。
④ 痰涎：原作"气"，据本书前文痰涎三十改。

奇效麻仁粥　能顺气，活大便用。

苏子一两　麻仁八钱

上为末，不拘多少，另研，滤去渣，煮粥食之。

一法　治大便秘结至极，昏不知人事，用大田螺三个，以盐少许，连壳生捣细，置病者脐下一寸三分，用宽布紧抟之。

又法经验　治大便不通，燥结，服药久不通，灶突墨一钱，沧盐三分。上研匀，用一钱竹筒吹入肛门，立透。

诸淋一百十一

夫癃①闭者，由饮食房劳，或劳役胃热，或饮冷邪热，结于下焦，遂成淋闭。亦有温病后余热不散，霍乱后当风取凉，亦能令人淋闭。淋之病有五：气、血、石、膏、劳是也。气淋为病，小便涩，常有余沥；石淋病，茎中痛，溺不得出；膏淋为病，尿似膏出；劳淋病，劳倦则发，痛引气冲；血淋病，遇热则发，甚则溺血，其鼻头黄色者，小便必难也。凡强忍小便，尿急疾走，皆属癃闭也。

主方经验　治心虚蕴热，脉数而长，小便赤涩，或成淋痛。

生地黄二两　木通　甘草各一两

上为末，每服二钱，水煎成汤，空心调下，或加淡竹

---

①　癃：原作"癃"，形近而讹，据文义改。下同。

叶同煎服。

又方经验 治小便闭，不渴，热在下焦血分也，用知母、黄柏、肉桂各等分。上为末，白水调下。

加减五淋散 治肾气不足，膀胱有热，水道不通，淋沥不出。或尿如豆汁，或如砂石，或冷淋如膏，或热淋①便血，左尺脉洪者是也。

赤芍药　赤茯苓各二两　栀子二两半　甘草炙，一两　木通　车前子　瞿麦　滑石　当归各一两半

上咀，每服五钱，加灯心，水煎②服。血淋，加地肤子、炒蒲黄。

加减苓术散方见中③暑门　去朱砂，治伏热小便赤痛如□淋。如无热，除黄芩、柴胡。小便不通，吐之以提其气，气升水自下，盖气承载其水也。气虚，四君子汤加升麻，后吐之；血虚，四物汤加牛膝，后吐之；有痰，二陈汤加木通加香附米，后吐之；热淋则利之。

加减木香汤 治冷淋，小便如膏，作痛，身体凉冷。

木香三钱　当归　槟榔　木通　小茴香各一两　赤芍药青皮　泽泻　肉桂　陈皮各一两　甘草七钱

上咀，每服五钱，姜五片，水煎，加赤茯苓。治诸淋，用车前草一握，灯心三茎，临服时加蜜一匙，去渣服

---

① 热淋：原作"沸"，据《奇效良方》改。
② 煎：原作"前"，形近而讹，据文义改。
③ 中：原无，据本书前文中暑第三补。

之，小便即通。

一法 治热淋，用田螺二十个，水养，口吐出泥，澄光清水，以底下浓泥入腻粉二钱，涂脐上，立通。只用螺蛳一味亦效。

又法经验 用葱头三个，盐一撮，豆豉七粒，麝香少许同捣，合脐孔中即通①。

溺血一百十二

夫小便出血者，由心胸气结，由蕴积热毒之所致也。或忧思劳役，或因房室过度，故有此患。又不可以血得热为淖溢为说，二者皆致尿血，与淋不同，不痛为尿血，痛则为淋，当以淋闭治之。

主方经验 治房室劳伤，小便溺血。

山药一两　鹿角半两　油发灰二钱

上为末，用茅根汁打糊为丸，如梧桐子大，每服五十丸，食前淡汤下。

又方经验 治房室劳伤，酒伤过度，房劳后小便出血。

赤茯苓　赤芍药　川芎各二两　半夏　前胡　柴胡各二两半　青皮　枳壳各一两　桔梗　白茅根各五钱　灯心二十茎　当归　生地黄各二两半

---

① 通：此后原有手书读书笔记，曰："热淋胞胀，小便不通，用此妙。"今予删除。

上为末，每服五钱，姜三片，水煎服之。

加减地肤子散 治诸病后体虚，热结在下焦，小便出血，茎痛如刺。

地肤子 知母各二两 黄芩 猪苓 瞿麦 枳实各一两半 升麻五钱 通草 冬葵子 海藻各一两 甘草五钱

上咀，每服五钱，姜三片，水煎服。一方除海藻加白茅根、蒲黄、生地黄、赤芍药、川芎、当归。

又方经验 治大小便血下不止，用头发一握烧灰，山栀十个烧灰为末，白汤空心调下。

一法经验 治大小便血出不止，用刘寄奴为末，茶清下，即止。

又法 用茅根煎汤饮之，多煎频服，立止。

又法 治尿后有干血，用柿三枚烧灰，陈米煎汤调服，因柿性寒故也。

溲①多一百十三

夫膀胱为津液之腑，脉虚不约下焦，则尿多也，或溺床失禁。又老人虚，脬②气不足，致小便频数，日夜无度，或便多不禁，大能耗人精液，宜温补下元。

主方经验 治夜多小便，怯弱，脉涩。老人虚，多有此证，令人卒死，头目眩晕，大能耗人津液。

---

① 溲：原指回旋的水流，此指小便。

② 脬（pāo 抛）：指膀胱。

菟丝子三两，酒蒸为末　家韭子炒　益智仁各一两半　小
茴香　蛇床子各一两半

上为末，酒糊为丸，如梧桐子大，每服七十丸，米饮
下，或淡盐汤下。

又方经验　治气不足，脉微而涩，小便频数，用小茴
香，不拘多少，同盐炒为末，取糯米糕一片，炙软热，蘸
药吃，立效。

一法经验　治小便频①数，气少走泄，用香附米为末，
食前酒汤调下。

又法　治小便频，用猪胞洗净，以糯米煮烂，入椒少
许同煮，去米，只用胞，切吃。

遗尿一百十四

夫尿者，赖心肾二气之所传送，膀胱为传送之腑。心
肾气虚，阳气衰冷，致令膀胱传送失度，则必有遗尿、失
禁之患也矣。经云：膀胱不利为癃②闭，不约为遗尿也。
大宜温补，清心寡欲。又有产后不顺，致伤膀胱，及小儿
胞冷，俱能令人遗尿、失禁，各须随记治之。

主方经验　治小便一日数十次，如稠米汁色，心神恍
惚，瘦瘁食少。

桑螵蛸盐水炒　远志去心　石菖蒲盐炒，各二两　人参

---

① 频：原作"类"，形近而讹，据文义改。
② 癃：原作"瘙"，形近而讹，据《素问·宣明五气》改。

茯神　当归各一两半　鳖甲醋炙，一两　甘草五钱

上为末，每服二钱，半夜卧时人参汤调下。

又方经验　治小便遗尿及男子虚弱，阳气衰散，小便白浊，夜多遗精，大补元气，进美饮食。

家韭子三两　鹿茸二两半　肉苁蓉酒浸　牛膝酒浸，各二两　杜仲炒　熟地黄　当归各二两　菟丝子酒蒸，二两　巴戟去心，一两　石斛去根　桂心　干姜各一两半

上为末，糊为丸，梧桐子大，每服五十丸，加至一百丸，空心，盐汤下或酒下。小儿遗尿多者因胞寒，亦禀受不足故也，小丸些少服之。

一法经验　治溺床失禁，用鸡肫脏①一具，并肠，净②，烧灰，男用雌，女用雄，研服方寸，温酒调下。

一法经验　治妇人产后伤胞胞破，终日小便漏湿，用黄丝绢生者三尺剪碎，另煮白及末二钱，白牡丹根皮三钱半，用水一碗煎，至娟烂如饴，空心顿服之。服时不得作声，作声则不效也。

消渴一百十五

夫消渴，由壮盛之时，不自保养，任情纵欲，饮酒无度，善食脍炙，或服丹石，遂使肾水枯竭，心火大燔炽，

---

① 肫脏（píchī 皮吃）：鸟类的胃，此指鸡胃。
② 净：原作"静"，据《普济方》改。

三焦猛烈，五①脏干燥，由是渴利生焉。口烦渴、口燥渴、口强中三证者，消渴也。烦渴者②，多渴而利；燥渴者，由热中所作，但饮食皆作小便，自利而③渴，令人虚极短气；强中者，阳具不交，而精溢自出。凡消渴之人，当防患痈疽，所怕者一饮酒，二房劳，咸食及面，俱可忌也。大抵脉大者易治，细小者难医也。

主方经验　治消渴引饮无度，脉实者是也。

黄连一斤　麦冬④　牛乳汁　生地黄汁　生藕汁各一斤

上二味及汁为膏，入和牛乳、黄连，佐姜和蜜为膏，徐徐于舌上以白汤入些少送下，或将前二味药和汁为丸，如梧桐子大，每服五十丸，汤呷送下，一日进十服。

又方经验　治消渴自渴滑泄，因思想无穷所不足之证。

黄柏一斤，用新瓦炒褐色　真蛤粉二斤

上为末，水为丸，如梧桐子大，每服四十丸，空心温酒送下，能降火补肾水。

加味麦门冬散　治烦渴口干。

麦门冬去心　人参各一两半　白茯苓　黄芪　甘草生熟各二两　乌梅一个　瓜蒌根　干姜各一两

上为末，炼蜜丸如弹子大，每服一丸，温酒嚼下。

---

① 五：原作"三"，据《仁斋直指方》改。
② 烦渴者：原脱，据上下文义补。
③ 而：原作"不"，据《仁斋直指方》改。
④ 麦冬：原脱，据下文及《寿世保元》改。

加减白术散　治消渴善饥①，其脉数大者可治，细小浮大者难也。

白术　人参　白茯苓各二两　枳壳　甘草　藿香　干葛各一两半　木香三钱　北五味子　柴胡　麦门冬去心　生地黄各一两

上咀，每服五钱，水煎服。血虚倍加生地黄、麦门冬。

加减肾气丸　治肾气不足，消渴引饮，口舌焦干。

山茱萸去核　白茯苓各二两　牡丹皮　熟地黄各二两半　五味子　泽泻各一两　鹿角屑　山药　官桂各一两　沉香五钱　黄芪一两

上为末，炼蜜为丸，如梧桐子大，每服五十丸，淡盐汤下，甚者加附子一两，兼服黄芪六一汤。

加减猪肚丸　治强中消渴。

川黄连二两　知母　茯神去木　麦门冬去心，各一两半　瓜蒌根　粟米各三两

上为末，入猪肚，缝，置瓶内，蒸极烂熟，杵细，若硬，少加蜜，丸如梧桐子大，每服七十丸，米饮送下。如气血虚，加人参、生地黄、干葛，去知母、粟米，加小麦。

一法经验　治消渴，用黄瓜蒌根，水煎服。

---

① 饥：原作"肌"，形近而讹，据文义改。

白浊一百十六

夫白浊者，因思虑不节，嗜欲过度，遂使水火不交，精元失所，由是为赤白浊之患。赤浊者，心虚有热，多因思虑而得之；白浊者，肾虚有寒，过于嗜欲而得之。漩脚澄下，凝如膏糊是也。用中和之药治之，使水火既济，脾土自坚，其流必清矣。

主方经验　治心虚神志不守，赤白浊常多，恍惚恐怖，睡卧不安，一切心疾，脉浮而大。

人参　酸枣仁　白茯苓各二两　乳香五钱，另研　柏子仁一两半

上为末，炼蜜为丸，如梧桐子大，每服三十丸，食后米汤下。

又方经验　治元脏虚，脉弦而大，小便白浊及妇人白带下。

苍术四两，用茴香一两同炒，黄色为度　苍术四两，川椒一两去目，破故纸一两同炒　苍术四两，好酒半盏，用拌米炒，焙干用　苍术四两，同川楝子一两，川乌一两同炒，令黄为度。

上只用苍术一味为末，酒糊为丸，如梧桐子大，每服七十丸，男温酒并盐汤下，妇人艾醋汤下，加金樱子、桑螵蛸各二两。

加减益智汤　治真元不足，下焦虚冷，小便白浊，频

数无度，凝面似油，光彩不定，漩①脚澄下，凝如膏糊，头目眩晕，困倦无力。

益智　川草薢各二两　乌药一两半　甘草五钱　石菖蒲一两

上咀，每服五钱，入盐一撮，水煎，或加苍术敛脾固精。一方加赤茯苓一两。

加减苍术汤　治湿热流注，脉动而紧，宜燥中宫之湿。

半夏　陈皮　苍术各二两　赤茯苓　白术各二两半　甘草一两，炙

上咀，每服五钱，姜五片，水煎服。赤浊加芍药，仍吞珍珠粉丸方见渴门。

加减清心石莲汤　治心中客热烦渴，赤浊肥脂。

石莲肉　白茯苓各二两　益智仁　麦门冬去心　远志去心　人参各二两半　泽泻　甘草各一两　石菖蒲　车前子　白术各二两

上咀，每服五钱，加灯心十茎，水煎。有热加薄荷。

加减螵蛸散　治肾虚小便白浊，或如米泔，或梦泄。

桑螵蛸焙，盐水炒　远志取肉和汁炒　石菖蒲各二两半　人参　当归　茯神各二两，去木　龙骨另研　鳖甲醋炙，各五

---

① 漩：疑"旋"之误。

钱　甘草五钱，炙

上为末，每服三钱，人参、白茯苓煎汤下，夜卧服，或加金樱子、牡蛎火炒用。

梦泄一百十七

夫梦泄者，其候有三。年小壮盛，鳏旷矜持①，强制情欲，不自知觉，此泄如瓶之漏而溢也，是为无病，不药可也。或心气虚不能主事，此泄如瓶之侧而出也，人多有之，其病犹轻，则以和平之剂治之。真元久虚，心不摄念，肾不摄精，此泄如虚瓶而漏者也，其病最重，须作大补汤丸治之，不可缓也。

主方经验　治梦遗脉虚而大，此药能降火②补阴。

知母炒　黄柏炒褐色，各二两　蛤粉一两

上为末，糊为丸，如梧桐子大，每服五十丸，食前汤送下。

又方经验　治梦泄不止，脉弦而大。

石莲肉六两　甘草一两

上③为末，每服三钱，食前灯心汤下。

又方经验　治梦泄不止。

家韭子一斤，霜降时采来，汤浸一宿，次日研细　白龙骨二

---

① 矜持：原作“逾弱”，据《仁斋直指方》改。
② 火：原作“大”，形近而讹，据文义改。
③ 上：原漫漶不清，据文义补。

两，煅

上为末，酒糊为丸，如梧桐子大，每服七十丸，食前盐汤下。

加味鹿角散　治脏腑久虚，脉动而微，梦泄不止。

鹿角屑　鹿茸炙，各二两　白茯苓　柏子仁　人参　茯神各一两　桑螵蛸　川芎　当归　甘草　破故纸炒，各一两　龙骨另研，二钱　新韭子酒浸一口，焙干，三两

上咀，每服三钱，姜五片，枣一枚，加粳米一百粒，水煎，服之。

加减参归①汤方见虚损门　治元气虚损，梦遗不止，加莲肉、牡蛎粉、桑螵蛸。

一法经验　治遗精虚漏，小便余沥及夜多小便者，用益智二十四个水煎，入盐少许。

加减固阳丹　治阳气散，白浊梦遗。

韭子炒，二两　巴戟去心　菟丝子酒蒸，各二两半　杜仲姜炒　当归　锁阳酒浸，炒　牛膝酒洗　熟地黄　金樱子各一两半　石斛去根　桂心　赤石脂各一两

上为末，糊为丸，如梧桐子大，每服七十丸，空心盐汤下。如冷证，加干姜、鹿茸，亦治胞冷遗尿。

又法经验　治心虚梦泄，用白茯苓去皮一味为末，米饮空心调下。

---

① 参归：原作"归参"，据本书前文虚损四十一乙正。

阴癫一百十八

夫阴癫者，因肾气虚弱，为寒冷所侵，流入于肾，不能宣散，阴癫属肝系宗筋，胃阳明养之。若房室过度，久患忧思恐怒之气，或坐卧冷湿，或劳役无节，皆能致[①]病。则卵核肿胀，偏有大小，或坚硬如石，或脐腹绞痛，尽者为癫烂，或卵胀肠癫，皆不易治。其气癫、水癫，灸之则易愈也。

主方经验 治肾精虚弱，寒气所抟，阴囊偏坠，痛引脐腹，或生疮，或时出黄水。

山茱萸炒去核 桔梗水浸一时，炒，各二两 木香五钱 川乌炮，去皮脐 小茴香炒，各二两 白蒺藜炒，去刺 吴茱萸洗 肉桂各二两 大腹皮 青皮 五味子 海藻 玄胡索各一两 川楝子炒，去核 枳实 陈皮 桃仁各☒

上为末，酒糊为丸，如梧桐子大，每服六十丸，空心酒送下。

加减牡丹皮散 治大人、小儿外肾偏坠，脉浮而短是也。

防风 牡丹皮 小茴香各二两 川楝子去核，炒 胡芦巴各一两半

上为末，每服三钱，食前酒送下，或盐汤亦可。

---

① 致：原作"治"，据文义改。

加减橘核丸 治四种癫病，卵核肿胀、偏坠、大小，或坚硬如石，或脐腹绞痛，甚则肤囊肿胀，或成疮毒，轻则时出黄水，甚则或痈溃烂。

橘核 海藻各二两 昆布 海带 川楝子去核，各二两 桂心 木香各五钱 桃仁炒，一两 厚朴制 木通 枳实 玄胡索各一两

上为末，酒糊为丸，如梧桐子大，每服七十丸，空心盐汤送下，或酒下。虚寒甚者，加川乌一两；肾肿久不消者，加硇砂二两，醋煮旋入；有热，气滞者，加黑牵牛、大黄各半两。

一法经验 治身上癫疮，用苍耳子①叶煎汤洗之。

疝气一百十九

夫疝者，由荣卫虚弱，寒湿不调，致令邪气乘虚入于心腹中，遂成诸疝。发则小腹疼痛，或绕脐逆上抢心，甚则手足厥冷，或大小便闭结。其诸疝，因邪气留滞，乃成积聚，令人羸瘦少气，洒淅②寒热，嗜卧，饮食不养肌③肤，或腹满呕泄，遇寒则痛。又有妇人小腹肿痛，攻及二腿者，亦疝气也。

主方经验 治七情所伤，脉滑，遂成七疝，心腹肿

---

① 苍耳子：原作"疮茸子"，据文义改。
② 洒淅：原作"酒浙"，形近而讹，据《寿世保元》改。寒栗貌。
③ 肌：原作"服"，据《寿世保元》改。

痛，牵引腰胁，不可俯仰。

檀香　木香　丁香　乳香　沉香各一两　藿香　玄胡索姜黄　川乌生，去皮脐　桔梗　桂心各二两　赤芍药　枳壳各二两　甘草七钱　生姜五片

上咀，每服七钱，水煎，空心服之。

加减胡芦巴丸　治小肠蟠肠气、奔豚气，偏坠阴肿，小腹有形如卵，上下走痛，不可忍也。

小茴香二两，炒　胡芦巴四两，炒　吴茱萸三两，炒　川楝子一两，炒　川乌四两　巴戟去心，一两半

上为末，酒糊为丸，如梧桐子大，每服五十丸，□□酒下。小儿五丸，茴香汤下，用神宝丸。一方加黑牵牛、乌药、良姜各一两。

加减①苓术散方见中②暑门　治疝气小便涩，去辰砂，加小茴香同煎服。治诸疝，发时加海石③一味，同香附米为末，以生姜汤汁调下。

加减蟠葱散方见气④门　治男子诸疝，膀胱小肠气，及妇人血气腹下痛，攻及腿界者，疝气也，加小茴香、金铃子、吴茱萸、益智仁可也。

一法经验　治肾囊偏坠，用牡蛎粉、良姜各一两，上末，津吐调敷，须臾如火热，痛即止。

---

① 加减：此后原衍"茯"字，据本书前文中暑第三删。
② 中：原无，据本书前文中暑第三补。
③ 海石：即海浮石。
④ 气：疑误。

一法 治疝不可用劫药，盖湿热因寒郁而发，用栀子以降湿，用乌豆以破寒郁。况二药皆下焦之药，而乌豆为栀子所引，其性急速，不容胃中停留也，宜灸火即愈矣。

又法 灸疝气痛时，用稻草，在病人，口闭横比，口与草一般长，如此三段长放在病人脐孔中，东西草角头是穴，左痛灸右，右痛灸左，左右俱痛俱灸，点穴法且草放在脐孔中，此处脐☐。

肠风一百二十

夫下血者，由饱食过度，房室劳伤，坐卧当风，多食生冷，或啖灸煿①，饮酒行房，或风邪冷气进入脏腑，因虚乘之，便血流散，积热壅遏，血渗肠间，故大便下血。又肛门射血如线者，虫蛀也。治法，风则散之，热则清之，寒则温之，虚则补之，各随宜用之可也。大抵脉沉者易治，浮者难医也。

主方经验 治肠风下血不止。其脉沉细者，易也。

侧柏叶 生地黄 当归 川芎各二两 枳壳 荆芥穗槐花各一两 升麻五钱 白芍药 白芷各七钱 甘草五钱

上咀，每服五钱，姜三片，乌梅一个，水煎服。

又方经验 治脏腑热毒，肠风下血。

乌梅烧，存性，二两 香白芷不见火，三两 百药煎烧，存

---

① 煿：原作"转"，形近而讹，据文义改。

世医通变要法

一六二

性，一两半

上各为末，糊为丸，如梧桐子大，每服七十丸，空心米饮下。

又方经验 治肠澼下血，作派有力，而远射四散，如筋腹中大痛，及阳明气中湿所作。

生地黄　熟地黄　牡丹皮各二两　甘草生　黄芪各一两
当归　苍术各一两　秦艽　肉桂　陈皮各一两　升麻五钱
白芍药　枳壳　川芎各一两半　荆芥　白芷各七钱　甘草熟，五钱

上咀，每服五钱，水煎，空心服之。

加减地榆丸 治诸痔肠风下血、脱肛。

槐角　地榆各二两　防风　枳壳　当归各二两　黄芩四两

上为末，酒糊为丸，如梧桐子大，每服五十丸，米饮送下。

加减二活散 方见伤寒门　专治风热流入大肠，下血不止。因酒毒加黄连，用巴豆同炒，去巴豆不用。

一法经验 治下血不止，及酒毒下血，用香白芷焙干，研细，每服三钱，空心好酒下。

又法 治下血不止，用茄蒂①根，湿纸包，烧灰，每服二钱，茶酒调下。

一法经验樗皮散 治诸般大便下血及痔漏，用樗根白

---

① 茄蒂：原作"检添"，据《仁斋直指方》改。

皮，俗名臭椿皮，去黑皮，用白皮三两，河清好酒一碗或二碗煎浓，去药用酒，空心服，以干肉压之。

痔疮一百二十一

夫痔①者，饮食不节，醉饱无时，多食肥腻，久坐湿地，色欲过度，遂使阴阳不和，关格壅塞，风寒下冲，及成痔疾。于肛门边，或左或右，或外或内，状如鼠奶，或如樱桃，大者如核桃、莲花之状，或脓，或血，或痒，或痛，或软硬，或臀肿，久而不治，则成漏矣。大抵脉滑而大者易治，悬绝者难也。

主方经验　治五种痔漏。

右悬猪蹄二两　黄牛角腮　猬皮一枚，同上烧灰，存性②防风各二两半　贯众　槐花子各一两半　鳖甲醋炙，一两　枳壳　鸡冠花　槐花各一两，炒　黄芪　雷丸　黄连各二两白芷　当归　玄参各八钱　麝香五分，另研　油发灰三钱

上为末，糊丸，如梧桐子大，每服七十丸，空心米饮送下。如年高并气弱者，不宜服。

又方经验矾蜡丸　治诸痔及痈疽、便毒、恶疮，久漏不愈，用白明矾四两，生，为末，黄蜡二两，溶化，众手丸如梧桐子大，每服三十丸，空心清汤送下。

又方经验　治气发痔。

---

① 痔：原作"痒"，据标题改。
② 灰存性：原作"存性灰"，据文义乙正。

荆芥　槐花　枳壳　香附米各二两　甘草　紫苏叶各一两　川芎　陈皮各一两　木香三钱

上咀，每服三钱，姜三片，枣一枚，水煎服。或为末，作丸子，空心服，亦可。

又方经验　治痔下血不止。

当归　川芎　黄芪　神曲　地榆各二两　槐花一两半阿胶　木贼　荆芥各一两　油发灰一钱

上为末，炼蜜为丸，如梧桐子大，每服五十丸，空心米饮送下。

加减清凉散　治诸痔热证，大便闭结。

当归　赤芍药　甘草各一两　大黄　枳壳　生地黄各一两半　荆芥　防风　升麻各七钱

上咀，每服五钱，水煎，空心服。如气不顺，加苏子。

加减樗皮散方见肠风门　治痔下血不止。

又方经验　洗诸痔肿痛用加韭菜生泡汤，熏洗立效。

脱肛一百二十二

夫脱肛者，肺与大肠为表里，故肺脏蕴热则肛门秘结，肺脏虚则肛门脱出，此确论也。又妇人产后三月，用力过度，及小儿久痢后脏寒皆肛门脱出。治法早须温肺脏，补肠胃，久自能收矣。脉小而缓者易愈也。

主方经验　治大人、小儿、妇人肛门脱出，并治之。

香附米二两半　荆芥穗一两半　升麻炒，一两上为末，每服三钱，水煎十数沸服，并淋洗，一方加宿砂。

又方经验 治肛门脱出，用五倍子为末，洗后付于肛门上，纳之。

加减瓜蒌丸 治诸痔及脱肛肿痛，或下脓血，及肠风血下。

瓜蒌二斤，烧，存性 枳实二两 附子 胡桃油，大者，十个，烧，存性

上为末，醋糊为丸，如梧桐子大，每服三十丸，温酒送下。有热，除附子，倍加核桃。

一法 熏洗用五倍子、朴硝、荆芥三味煎汤，乘热熏，容手得洗，洗后前药末纳归再洗。

加减猬皮散 治肛门脱出，洞泄。

猬皮一个 磁石一两 桂心一两半

上为末，每服三钱，空心滚白水送下。如女子脱，加鳖头一个，烧灰，研细，汤下。

一法经验 治脱肛，用槐花、槐角各等分，炒黄为末，用羊血蘸药末食之。

眼目总论

尝谓世之最贵者莫过于人，人之最贵者莫过于眼，眼者乃五脏六腑之精华，一身之贵宝，故患眼者，或风热所感，或忧怒过伤，或痰火上升，或阴虚上攻，或生内外障

翳，其状多端，难以概论。眼有七十二种，八般风眼，四十八样外障，十六般内障，今人偏作风热一途而治，若遇眼疾，遂以寒凉之药利其内，点洗寒凉治其外，皆所不效。且如北人患眼最多，因皆冒风沙，夜卧热坑，二气交蒸，邪热不分人之虚实而中之也。若果系实热，赤肿而痛者，脉浮而数，当行寒凉利剂。倘若阴虚火动，概投寒凉之药，损其阴血，遂致失明，遇此者不可不辩也。凡欲治眼，先须补肾，后乃治肝。肝是肾苗，肾是脾主，收肝则神魂安定，养肾则精魄流通，魂魄既以安和，眼目自然明亮。譬如树果，惟在于根，根壮则枝叶茂盛，根损则花果无实。故黑暗属肾，肾枯则脑虚，泪窍通肝，肝虚则冷泪。泪出于白仁，仁属肺，肺热则赤眼通精。上睑下胞属脾，脾有风，则睑①肉赤肿。眼有五轮，外应五行，心肝脾肺肾属五行金木水火土，五轮者风、血、水、肉、气。夫人好食丹药，或夜思量苦事，费用精神，腹中受热；或好食五辛，贪淫爱欲；或精枯不睡，视物黑花。如此并是损眼之根源，日深月久，便成大患。少年不可恣意随心，酒后放情，贪淫纵欲，惟快一时之乐，不顾有将来之患，遂致气血虚损，眼不耐视。治疗之法，益肝补脾，滋其肾水，水济则神光有余，病可脱矣。

---

① 睑：原作"弩"，形近而讹，据文义改。

眼目风热一百二十三

主方经验　治风热上攻，暴作赤目肿痛，隐涩难开，脉弦而数是也。

生地黄　菊花各二两　荆芥　川芎　防风　薄荷各一两　当归　羌活各一两半　大黄　甘草炙，各一两　栀子一两

上为末，每服三钱，食后茶清调下。

又方经验　治心经积热，邪气上冲，脉浮而弦，眼涩睛痛，或赤目迎风多泪，怕日羞明。

白术　麻黄　当归各二两　荆芥　白芍药各一两半　甘草　大黄　薄荷各五钱

上为末，每服三钱，姜汤调下。

一法经验　治眼红赤肿痛，用此药洗之，其痛肿即止。

黄连一两半　玄明粉　石膏各一两　白芍药三钱　荆芥穗五钱　铜青二钱

上用清水浓煎，澄清，常常温洗，神效。

外障一百二十四

主方经验　治男女积热上攻，翳膜遍睛，羞涩多泪，肝受风邪所乘，并暴赤肿痛脉滑。

牛膝去根，三两　石斛去根　枳壳　杏仁去皮尖　防风各二两　生地黄四两　熟地黄半斤

上为末，炼蜜为丸，如梧桐子大，每服六十丸，半饥时或盐汤或温酒送下。

加减菊花散 治肝经不足，内受风热上攻，视物不明，常见黑花，迎风多泪，隐涩难开，或生障翳，妇人血风并将时暴赤眼肿痛，生障翳，并治之。

菊花　牛蒡子　山栀子各二两　蔓荆子　白蒺藜　细辛玄参各一两　川芎　防风　黄芩　荆芥穗各一两半　木贼七钱　甘草七钱　草决明　苍术米泔浸，各二两半　大黄一两

上末，每服三钱，冷酒调服。如赤肿痛者，倍加黄芩、栀子；如虚热，去大黄、黄芩，加减用之。

又方经验 丹溪磨翳春雪膏　治一切外障，翳膜遍睛，视物不明，不能走动。一日十次，点在翳上，点开如旧，除内障不点外，及风弦烂眼，一切目疾，神效。

炉甘石十两，灰，火烧红，投入童子小便，一淬七次，水飞过研　黄柏　黄连　当归各五钱，俱酒浸，火焙七次　青盐水洗，三钱　蕤仁去壳油，净，七钱　细辛去土，三钱　黄丹三两，水飞，汀过，焙干　玄明粉七钱，要真者　海螵蛸四钱，去壳　木贼　铜青各二钱　石燕二个　石蟹五钱　珍珠一钱　琥珀熊胆　冰片各一钱　血竭　乳香　没药各一钱半　麝香五分朱砂　硼砂　硇砂　轻粉各一钱

上为极细末，用密绢筛过，炼蜜调膏，捻作饼子，炭火烘干如黄蜡色，不可著火，烘焦不效。每用，清水化一钱或五分或些少，谅病研调化浓似粥糊，用鹅毛点上珠，

或童便调化点，或人乳研化点。若翳瘼年深者，青鱼胆调点，十年看不见者，亦点开如旧。

内障一百二十五

主方经验 治肾虚内障，二目昏花，视物不明。

车前子炒 熟地黄各二两 楮实子 花椒去子，各一两

五味子 当归 枸杞子各二两 菟丝子洗，淘净，酒蒸，焙干，研为末

上各为末，炼蜜为丸，如梧桐子大，每服三十丸，空心温酒送下。

又方经验 治内障。

槐花二两 蛇脱 蝉脱各等分，火俱焙干

上各为末，每服一钱，清茶调下。

一法经验 治眼目日明夜不见，用猪肝或兔肝或羊肝煮熟食后喫之即明。

又方经验 治飞丝裹眼，赤肿难开，用灯心入眼角打出飞丝，或用脂甲研末点之。

咽喉总论

夫咽喉者，一身之总要，与胃相接，呼吸之所出。若胸膈之间蕴积热毒，风痰壅滞不散，发为咽喉之病。且咽

喉一十八证，一曰单蛾风，其形丸如小箸①，头大，生于咽喉关上，或右或左可治，生于关下者难疗。二曰双蛾风，生两个，在喉关两边，亦丸如小箸，头大，或生关下者，难治。三曰蝉舌风，又名子舌，自舌下再生重舌者是也。四曰牙蜞风，牙龈上肿，或聚毒成疮者是也。五曰木舌风，其舌渐渐长大，似煮熟猪舌，不能转动。六曰舌黄风，自舌上肿痛，黄色。七曰咬牙噤风，牙尽头作瞽，口噤不开。八曰鱼口风，如鱼吸水者不治。九曰②聚毒塞喉，风喉关聚毒，涎唾稠实，发寒热，仍分上下，关上者依法治疗，关下者难医。十曰蛊毒风，上眶肿，食而不能掩水，外形肿如鸡卵。十一曰抢食风，又名飞丝毒，口中或食腥鲙之恶物发泡者。十二曰猎颊风，腮颊结肿者是，牙尽处肿破。十三曰缠喉风，风自颐边过颐下，赤色者是也。亦有寒热，尽者危殆。十四曰松子风，口内满喉，赤如猪肝，张口吞物则气逆关闭，饮食不得者。用吹喉药，轻者退，尽者喉关响急不治。十五曰崩砂甘口风，自舌下牙龈上下肿赤，口内作瞽，如汤热牙龈，渐甚烂者，亦能脱齿。十六曰连珠风，自舌下起一个，又起一个，尽者三五七九个，连珠者是也。十七曰蜂子毒，或在腮脸洋烂，或在喉关舌下作瞽，其色黄如蜂者是也。十八曰走注瘰疬风，颈项结核五七个，皮肤赤肿，作寒热者，惟木舌者强

---

① 箸（zhù 注）：筷子。
② 九曰：原脱，据《奇效良方》补。

而不柔和也。热结于喉头，肿绕于外，且麻且痒，肿而大者，名曰缠喉风。急喉闭，暴发暴死者，名走马喉痹，于十八证之外别名。治疗之法，先去喉膈风痰，后解热毒，迟则救不得矣。又有热毒冲于上腭而生疮，谓之悬痈，或胀或肿是也。更有腑^①寒，亦使人咽喉闭而不能咽者，治之难疗也。

喉痹一百二十六

主方经验　治风热上攻，脉浮而数，咽喉窒塞，或痛，或不利，或生疮疡状窳，疼痛妨碍吞咽。

牛蒡子　玄参各二两半　升麻　桔梗　黄芩各二两　犀角屑五钱　木通　黄连　甘草　连翘　射干各一两　荆芥　黄柏各一两

上咀，每服五钱，水煎，食后渐服。或咽喉不利，用盐梅、硼砂二味，枣为丸，汤下。

又方经验　治缠喉风、急喉痹。

鸭嘴胆矾五钱　白僵蚕炒，去丝，二钱

上为末，每用些少，以竹管吹入咽喉中。

加减桔梗汤　治风热痰壅，咽喉肿痛，吞吐有碍。

桔梗二两　甘草　荆芥各一两　防风　升麻　射干各一两半

_____

① 腑：原作"俯"，形近而讹，据文义改。

上咀，每服五钱，水煎，食后渐食之。上热，加薄荷、玄参各一两。

一法经验 治腑寒咽门不能下咽。

射干一两 杏仁炒 人参各二两 附子泡，去皮、脐 桂心各一两

上为末，炼蜜为丸，如梧桐子大，每服一丸，以新绵裹，噙化下。

喉闭一百二十七

主方经验 治风热喉痹及缠喉风。

玄明粉 硼砂各一两 脑子五分 僵蚕三钱

上为末，每服少许，以竹管吹入喉中。又法：用射干汁和长流水，又用桐油以鹅毛蘸，探吐之，或用灯火油脚泡汤吐之。

加减二活败毒散 方见伤寒门 治实热喉闭，加连翘、黄芩，倍桔梗、薄荷、生姜；痰盛，加石膏、半夏。

一方经验 治腑寒喉闭不能咽，用大附子切大片，蜜涂炙黄，噙，咽津下。

又法经验 治咽喉肿毒，用蝉脱为末，以猪胆汁和调。

鼻疾一百二十八

夫鼻者肺之候，时常和则吸引香臭矣。若七情内郁，

六淫外伤，饮食劳役之过伤，则鼻气不能宣调，清道壅塞，即为病也。为衄血，为壅，为塞，为疮疡，为窒塞不通，为浊涕不闻香臭，此皆脏腑不调，邪气郁于鼻而清道壅塞矣。寒则温之，热则清之，塞则通之，壅则散之可也。

主方经验　治肺风脉浮鼻赤，用羖羊胆一员，轻粉二钱，百草霜三钱，一同捣烂，先用煎荆芥汤洗，后擦涂鼻上。

又方经验　治鼻流清涕不止，名曰鼻渊。

辛荑二两半　半夏一两半　白芷　薄荷各一两

上各为末，每服三钱，食后茶清调下。

加减辛夷散　治肺虚寒湿风热加之，鼻内窒塞，涕出不已，或气塞不通，不闻香臭。

苍术　桔梗　羌活各二两　甘草　白芷　细辛各一两

辛荑　藁本各二两半　升麻　川芎　木通　防风各一两　半夏七钱

上为末，每服三钱，食后茶清调下。有痰加半夏，湿加苍术、桔梗、羌活。

加减蒲桃散　治鼻内窒塞不通，不得喘息。

石菖蒲　皂角各等分

上为末，每服一钱，绵裹，塞鼻中，仰卧。如肺热鼻发赤瘰，加细辛、栀子。

一法经验　治肺风鼻赤，用百部、紫菀、防风、荆芥、栀子、黄芩，水煎服。

耳聋一百二十九

夫耳为肾之窍，肾气实，精气上冲，则闻五音而聪矣。若疲劳过度，精气先虚，于是风寒暑湿之气外感，喜怒忧思内伤，遂至聋聩耳鸣。热壅加之，出脓出血，则成聤[1]耳之患。若观颊黑色者，知其聋也。大抵气厥耳聋尚易治，精脱耳聋不易愈也。

主方经验 治风入耳虚鸣。

白芷 苍术 川芎 石菖蒲各二两 陈皮 厚朴 细辛各一两半 半夏 桂心 木通 苏叶 甘草各一两

上咀，每服五钱，姜三片，葱白三茎，水煎服。

又方经验 治劳损耳聋。

熟地黄 当归各三两 桂心二两 菟丝子酒蒸，五两 川椒炒 破故纸 磁石各二两，火煅，醋浸七次

上为末，炼蜜为丸，如梧桐子大，每服七十丸，葱汤送下，或酒下。

又方经验 治耳聋。塞耳中，用石菖蒲、巴豆三粒，全蝎[2]二枚，去毒。

上为末，葱涎为丸如枣核大，绵裹，塞耳中。又方：用鼠胆汁滴耳中，立效。

---

① 聤：原作"停"，形近而讹，据文义改。
② 蝎：原作"歇"，形近而讹，据文义改。

加减苏子汤方见痰涎①门　治虚气上攻，耳内蝉鸣，加石菖蒲、槟榔、木香、白芷。并治气厥耳聋。

　　一法经验　治停耳出脓水及出黄水用。

　　白枯矾一钱　腊丕五分　炉甘石一钱　麝香二分　黄丹二钱，煅

　　上为末，用绵杖拭干，又用鹅毛管吹入耳内。

　　一法经验　治虫入耳，用香油滴入耳中，即出。

　　又法经验　治耳内疼痛，用草乌削如枣核大，蘸生姜自然汁，塞耳内，其痛即止。

　　又法　治大病后耳聋，用四物汤降火药，立效。

口病一百三十

　　夫口者，五味入口，藏于脾胃，为运驰津液，以养五气。五气者，五脏之气，偏胜则诸病生焉，且咸则生痰，酸则停滞。然口臭及有口疮者，脾气凝滞，风热加之而然也。

　　主方经验　治口舌生疮，两唇肿裂。

　　五倍子七钱　滑石五钱　黄柏蜜炙，五钱　寒水石火煅，五钱　脑子少许

　　上为末，每服些少，付疮上，有津吐出。

　　又方经验　治口疮臭气秽烂，久而不瘥者，用黄柏半两，青黛一钱半。

上为末，临时用一钱于舌上，津咽下，又方，治口疮，用五倍子为末，掺疮上，即愈。

加减升麻汤　治上焦壅毒，口舌生疮，咽喉肿痛。

升麻　薄荷叶各一两　赤芍药　玄参　桔梗　干葛各一两半　黄柏二两　荆芥一两

上咀，每服五钱，姜三片，水煎一二沸，再加黄连、栀子同煎服。

加减上清丸方见积热门　治上焦积热，口舌生疮，咽喉肿痛，能清上焦。

一法　治口臭，用白矾、麝香和，擦齿上，即不臭。

唇疾一百三十一

夫唇者脾之所主，肾者脾之所合，其经起于鼻，环于唇，其肢脉络于脾，脾胃受邪，则唇口为之病。盖风胜则动，寒胜则缩①，燥胜则焦干，热胜则裂，气郁则生疮，血少则面无光也。

主方经验　治风热郁于脾经，唇燥裂②无润。

白芷　升麻　枳壳　黄芩各二两　防风　半夏　石斛去根，各一两半　甘草七钱

上咀，每服三钱，姜五片，水煎服。

又方经验　治脾肺气虚，上盛痰壅，唇烈生疮。

① 缩：原作"烦渴"，据《医述》改。
② 裂：原作"烈"，形近而讹，据文义改。

肉苁蓉酒浸，二两　甘菊花一两　枸杞子二两　巴戟去心
白茯苓各一两半

上为末，炼蜜为丸，如梧桐子大，每服五十丸，汤送下。如口边生疮，用白烂槟榔烧灰，和轻粉付之。

加减薏苡仁汤　治风肿在脾，唇口瞤动，或生梗核，或为肿胀。

防己　薏苡仁各二两　甘草　赤小豆各一两

上咀，每服五钱，姜三片，水煎服。有热，加荆芥。

加减玄参化毒丸　治唇口肿破生疮，烦渴。

玄参　桔梗各二两　赤茯苓　人参　马牙硝各一两半
青黛　甘草　射干各一两

上为末，炼蜜为丸，如梧桐子大，金、银箔各十片为衣，薄荷汤下。如口臭，加生地黄汁化下。

一法经验　治唇紧燥烈生疮，用橄榄烧灰为末，以猪油调涂患处，立愈。

又法　治冬月唇干血出，用桃仁捣烂，以猪油调涂唇上，即愈。

牙疼一百三十二

夫牙齿，为乃骨之余气，呼吸之门户也，精气强则齿自坚，衰则齿自落。则手阳明之脉入于齿，灌注于牙①，

---

① 牙：原作"干"，据《严氏济生方》改。

倘寒热之气郁滞于心，则齿为之病也。

主方经验　治上焦热毒，牙宣龈肿，咽喉干燥肿臭。

枳壳　石斛去根，各二两　甘草五钱　枇杷叶去毛，五钱

熟地黄　生地黄　黄芩　麦门冬去心，各一两　升麻　山

茵陈各一两　天门冬去心，一两

上咀，每服五钱，水煎服之。

又方经验　治风冷牙疼。

白芷　细辛各二两　良姜二两　荜茇　川椒　香附米

蜂房各一两　藁本　川芎　陈皮各一两半

上咀，每服五钱，水煎服，仍含嗽之。

又方经验　治洁齿牢牙长肉。

皂角　细辛各二两　红豆　荆芥穗各一两

上为末，每服些少，擦于牙上，大效。

加减香盐散　治牙疼，去风，并一切齿疾。

香附米一斤，炒　青盐四两

上各为末，和匀，清晨擦牙。牙疼有四证，热者怕冷水，用牙硝、姜黄、荆芥；冷者怕热汤，用僵蚕、荜茇、细辛；不怕是风牙，用皂角、姜黄、蜂房、草乌，俱为末，含嗽；有窍者蛀牙，用雄黄、石灰、芜荑，其药并用，水煎，灌入口，亦含嗽。

一法经验　治牙宣出血，或痛，用槐花、荆芥各五钱，俱为末，或擦牙，或服，立止。

又法　治虫牙肿痛，用雄黄二分、麝香少许搽于虫孔

中，虫死痛止。

舌病一百三十三

夫心气通乎舌，心和则舌知五味矣①。盖舌者，则脾②脉之通，心气之主，和则味滋于脾而荣于身也。二脏不和，风寒中之，则舌强不能言；热壅攻之，则舌肿不能语。更有重舌、木③舌、胎舌、舌出血等证，皆心脾二经④风热所乘而然也。

主方经验　治心脾壅热，舌上生疮，重舌⑤，或连颊两边肿痛。

玄参　赤芍药各二两　升麻　犀角屑　桔梗　贯众
甘草　栀子各一两　黄芩　杏仁各一两半　荆芥五钱

上咀，每服五钱，姜五片，水煎，食后服。

又方经验　治木舌，用腊茶、陈白梅、巴豆二粒去壳，捣如膏，薄荷汤调稀，羽刷之口中，得下咽，片时即泻二次，米粥止住，舌已平矣，又用薄荷水洗之。

加减蒲黄散　治舌忽然硬，或血出如泉。

乌贼鱼骨　蒲黄炒黑色，各等分

上为末，每用少许，搽舌上即瘥，或用血余散止之。

亦可重舌用新蒲黄炒黑，用竹沥调涂之，吐出五七次即愈。又舌肿满口臭，敷之即愈。

又方经验 治舌强肿起如猪胞，以针刺于舌下两边青脉，出血即消。切勿刺著中央脉，令人血出不止。以火烧铜箸烙之，不止则杀人，或用灶底煤醋调敷之。

又法 治血出不止如泉，用五倍子、百胶香、牡蛎粉、赤芍药为末敷之。

又法 治口舌生疮，两唇肿裂，用晚蚕蛾、五倍子、密陀僧各五钱为末，用少许搽于疮上，有津吐出。

发鬓一百三十四

主方经验 治发鬓脱落，能令再生。
黑附子 蔓荆子 柏子仁各半两

上为末，乌龟脂和捣研干，置瓦合内封固，百日取出，涂在鬓发脱处，三五日即生，自然不脱。

又方经验 治发鬓黄白不黑。
胆矾 何首乌 五倍子 百药煎 青黛 酸石榴皮细辛各一两 诃子 木瓜皮 猪牙皂角各减半

上为末，炼蜜为丸，如小钱眼大，常放炭灰内，勿得离灰。如要乌髭时，用热酒化开，涂发髭上。好热醋亦可。

痈疽总论

夫痈者，荣卫停留于经脉之中，则涩而不行，则卫阻滞而不通，壅遏而不得行，故热盛则肉腐，肉腐则为脓，然不能活，骨髓焦枯，五脏伤败，故曰痈。疽者，热气壅盛，下陷肌肉，筋骨髓枯，内伤五脏，血气竭，其毒下陷，筋骨伤败，故曰疽。疽者皮坚上如牛领之状①，痈者皮薄上以膜翳裹之是也。痈者壅也，六腑不和之所生，浅而大也；疽者沮也，五脏不调之所致，深而恶也。六腑主表而气浅，故痈皮薄而肿高；五脏主里，其气深，故疽皮厚而肿坚，皆根著脏腑，见于肌肉，荣气不从，气血壅沮而生也。其所出之道有异者，即毒从虚而出也。假令太阳经虚，从背出；少阳经虚，从鬓出；阳明经虚，从髭出；肾脉经虚，从脑出；余者从经所出取焉。今富贵之人，不知其节，以饮食炙煿，膏粱厚味，醇酒辛辣之物，日久太过，其气味俱厚，乃阳之阳，不能走空窍，先行阳道，反行阴道，逆于肉理，则湿气大胜，则令子母实，火乃太旺，相火一盛，必克肾水，肾既受邪，积久水乏，水乏则从湿热之化而上行，其疮多出背，或出于脑，此为大疔之最重者也。若毒气见于肺部之分，或脾胃之分，次也，或见于他经，又其次也。或患湿毒流注，止处无不溃烂。故经曰：膏粱之变，足生大疔。受如持虚器以受物，物无不受。治大疔之法，必当泻其荣气。以标本言之，先受病为本，非苦寒剂不能除其苦楚疼痛也。诸疮疡往往多以乳

---

① 状：原作"壮"，据文义改。

香、没药加以热剂治之，此理非为稳当。若使经络流通，去其脏腑之壅滞，佐以寒凉之剂，其疮自愈。是河间论疮痒者火之属，须分内外以治其本。若其脉沉实，当先疏其内以截其源也；其脉浮大，当先托里，恐邪气入内也。有内外之中者，邪气至盛，遏截经络，故发痈肿。此因失于托里，反失疏通，又失和其荣卫。治疗之要，须以疏利为先，次以托里，和其荣卫，此三法，乃内外之攻也。五发之初，惟背痈则为危证，其初发时，身体憎寒壮热，或先痒后痛。若其不痛，则为恶证，初发如粟米大时，便用骑竹马法灸之，大验。若失于初而疮势已成，当审虚实冷热，实则清之，热则凉之，虚则补之，寒则温之，待其毒消脓溃，方可为也。其痛疽等证，因积毒在脏腑，当先助胃壮气，使根本坚固，而后行经活血药为佐。大抵脉洪而大易治，微细者难医也。

背痈一百三十五

主方经验 粉乳散 治三背，手背、脚背、搭背，毒气入里，冲心烦闷，干呕嗽喘，以致泄泻，急取此药托里，交出毒气，自内发出于外。已发、未发痈疽，一切疮疖，并治之。

绿豆粉二两，真者 乳香五钱的☒

上各为末，每服三钱，甘草汤调下，食后细呷，常要药气在里，则毒气不能攻心。疮已沉晦，用当归一钱，桂心二钱，煎汤调下，仍以加味不换正气散为佐，加川芎、木香、茯苓是也。

又方经验核桃散方见乳痈门　治一切肿毒，发背痈疽等证。

加减内补参芪散　治一切痈疽疮疖，未成者自然消之，已成者能速愈。凡疮痒者多是血虚，此药消风败毒，生血托里，后宜多服。

桔梗[1]　桂心　黄芪　人参各二两　川芎　防风各一两半甘草　白芷　厚朴　连翘各一两　当归一两半

上咀，每服五钱，水煎。临服时加酒一盏同服，或为末，用木香酒调下。恐热，除桂加乳香。

加味猪蹄散　治一切痈疽、疮疖、肿毒，消毒气，去恶肉。凡疮有口，便用此方洗之。

露蜂房　黄芩各一两半　赤芍药　当归各二两　香白芷甘草　羌活各一两

上咀，先将猪蹄二只或一只，用水三升煮，作二次油，用去花下面渣脚肉，每次一两投于汁中，再用文武火煎，去渣，以故帛蘸汤洗之，揩疮上，死血恶肉，即时洗出，以故帛拭干，仍避风，忌人口气，及有胡臭人，并月经妇人、猫犬，并不许入房，治洗神效。

便痈一百三十六

主方经验　治便痈等恶疮。

---

① 梗：原作"根"，形近而讹，据文义改。

瓜蒌一个，去皮　金银花　牛蒡子炒，各二两半　生姜五片

上将药不犯铁器搥碎，用酒一大升煎数沸，以利为度。

加减生肌解毒散　治赤晕，生肌肉，去热毒，及一切痈疽疮疖。

寒水石　黄连　黄柏各二两　石膏　黄丹各五钱　轻粉三钱

上各为末，和鸡子清调之，以鸡羽刷疮口。若是热毒，尽加龙骨敷之。

加减连翘散方见肾痈门　治一切痈疽等疮。

一法经验　治便痈，用牡蛎粉、大黄、栀子各等分为末，酒水煎，空心服。

肾痈一百三十七

主方经验　治外肾痈疮用。

抱鸡卵壳　鹰爪黄连各等分　轻粉些少

上为末，用煎过清油调涂患处。

一法经验　治肾痈，用石蟹热水磨服。

加减连翘散　治一切积热痈疽、瘰疬①、结核，治法须用香气透之，药达于经络，其脉浮短者易治，洪大者难也。

---

① 疬：原作"痢"，据文义改。

沉香不见火，三钱　连翘二两　升麻　丁香　独活　木通　桑寄生如无，升麻代之　大黄各一两　甘草七钱　乳香五钱　木香三钱　射干一两

上咀，每服五钱，水煎，空心服，利下恶物为度，如未利，加芒硝，随证验虚实用之。

加减内补参[①]**芪散**方见背痈门　治一切痈疽等疮。

附骨痈一百三十八

主方经验　治附骨痈。

黄芪　柴胡各二两　羌活　连翘各二两半　肉桂　黄柏　生地黄　土瓜蒌根　当归尾各一两半

上咀，每服五钱，水酒各半煎服。

加减核桃散方见乳痈门　治一切痈疽发背等疮。

加减猪蹄散方见背痈门　治洗一切恶疮痈疽。

石痈一百三十九

主方经验　治石痈肿硬疼痛，心腹烦闷，不得宣畅。

大黄　芒硝　黑豆皮　枳壳各二两　牛蒡子炒　当归　芎䓖各一两半　甘草五钱

上咀，每服五钱，水煎服，以利为度。

加减内补参芪散方见背痈门　治一切痈疽等疮。

---

①　参：原作"黄"，据本书前文背痈一百三十五改。

加减生肌解毒①**散**方见便痈门　治一切痈疽发背恶疮。

加减猪蹄汤方见背痈门　治痈疽，并治之。

石疽一百四十

夫疽者，五脏不调之所致也。五脏主里，其气深，故疽皮厚而肿坚。今世俗不审病人，又不验其疮毒用药，故此不效。余今将痈疽之分，临证之时，审其病人虚实痛痒，照依方法加减调理，病可除矣。

主方经验　治石疽肿毒结硬，口干烦热，四肢拘急不得卧。

沉香　木香各五钱　防风　麦门冬去心　当归各二两枳壳　独活各一两　羚羊角屑五钱　升麻　玄参　地骨皮赤芍药　甘草各一两　大黄二两半

上咀，每服五钱，水煎服。

加减内补参芪散方见背痈门　治已成、未成各疽，并可服之。

加减生肌解毒散方见便②痈门　治疽皆可用。

附骨疽一百四十一

主方经验　治走注疼痛，疑是③附骨疽者。

---

① 生肌解毒：原作"解毒生肌"，据本书前文便痈一百三十六乙正。下同。

② 便：原脱，据本书前文便痈一百三十六补。

③ 疑是：原作"凝结"，据《外科集验方》改。

苍术泔水浸，去皮　当归　黑牵牛　草乌头泡，各一两

上为细末，醋糊为丸，如小豆大，每服三十丸，空心醋汤下。

加减芙蓉散方见肿毒门　治一切痈疽、肿毒、发背等毒不得脓出，不用刀，只用此药，即破脓出。

加减猪蹄汤方见背痈门　洗各疽，神效。

加减核桃散方见乳痈门　治痈疽，俱可服。

瘭疽一百四十二

主方经验　治瘭疽，皮肉中忽生点子如麻豆大，或如桃李大，肿痛不可忍。

熟地黄　射干各二两半　川升麻　枳实　川大黄炒　甘草各二两　麝香一分，另研　前胡二两半　犀角屑五分　黄芩一两

上咀，每服五钱，入麝香，令匀，水煎服。

加减内补参芪散方见背痈门　治一切痈疽已成、未成，并治之。

加减猪蹄散方见背痈门　治痈疽洗浊，神效。如呕吐泄泻，毒气入里，冲心烦闷，急服背痈门主方粉乳散治之。痈疽皆可服。

疖疽一百四十三

主方经验　治疖疽热毒疼痛。

川大黄生用，研末　杏仁去皮、尖，研　盐花各三分

上为细末，研匀，以新汲水和，令稀稠，即涂肿上，干即易也。

加减核桃散方见乳痈①门　治诸般痈疽。

丹溪累效万应膏　贴诸般痈疽发背疮疖，一切肿毒积气痞块并贴之，神效。

松香二两　细辛　当归　木通　防风　木鳖子　白芷　升麻　羌活　荆芥　黄连　白僵蚕　草乌　两头尖②已上各一两　川山角十个　蜈蚣一条　蛇脱一条　黄丹一斤　乳香　没药　乌龙尾　头发灰　血竭　孩儿茶　轻粉已上各一钱

上先将松香等一十七味粗药，用香油二斤浸，春二日，夏一日，秋三日，冬浸四日，火熬各粗药成灰，滤去粗，再熬，徐徐下黄丹，滴水如珠，方好离火，方下乳香等七味细末，急但若火着油并药，急用锅盖盖之即灭。要水浸出火毒，瓶罐盛之。如要贴痞块，加龙骨、阿魏。及小儿积泻，临做时研细末，撒在膏药上，其效不可俱述，如珍藏之。

加减猪蹄汤方见背痈门　治洗诸痈，皆可用，神效。

肺痈一百四十四

夫肺痈者，由寒热之气内含于肺，其气结聚之所成

---

① 乳痈：原作"痈疮"，据本书前文乳痈一百四十六改。

② 两头尖：亦称复活节花、风花、银莲花，多年生草本植物，功效祛风湿，消痈肿。

也。盖因调理失宜，劳伤血气，风寒得以乘之，寒生热，风亦生热，壅积不散，遂成肺痈。咳而脑满，右胁隐痛，二脚肿满，咽干口燥，烦闷多渴，时出黄唾，腥①臭状如糯米粥者难治，有脓而呕者不可治，呕脓尽而止则自愈。若吐黄色脓臭，或带粉红色者，即肺痿也。大抵脉细而沉，里虚而变证矣。

主方经验　治肺痈吐脓后，宜服补药。

黄芪二两　五味子炒　人参各二两　白芷七钱　当归一两　薏苡仁炒，一两半

上为末，炼蜜为丸，如弹子大，口内嚼化咽下。

又方经验　治肺痈喘嗽气急，眠卧不安，脉紧而数。

甜葶苈二两，膈纸炒紫色　桑白皮蜜炙

上各为末，每服三钱，水煎桑白皮汤下。

加减桔梗汤　治肺痈心胸气壅，咳吐脓血，心神烦闷，咽干多渴，两脚肿满，小便黄赤，大便多结，脉数实或滑是也。

桔梗　贝母　当归酒洗，各一两　瓜蒌子　枳壳　薏苡仁　桑白皮蜜炙　防风各二两　甘草节一两，生　杏仁蜜炙，去皮尖，一两　黄芪蜜涂，炙，一两　百合蒸，一两

上咀，每服五钱，姜三片，水煎服。若大便秘者加大黄，热加黄芩，气虚加人参、白芷，喘加葶苈，嗽加款冬

---

① 腥：原作"醒"，形近而讹，据文义改。

花、紫菀，血虚加川芎、当归、生地黄。

加减二活汤方见伤寒门　治上膈壅热而成肺痈，兼感风寒重者，加酒同煎，又加黄芩、瓜蒌子、当归、白芷、薏苡仁、半夏、乌梅、桑白皮蜜炙各等分。

一法经验　治肺虚，用白鸭一只，去内脏，用薏苡仁、杏仁各一两入鸭腹中，饭上蒸熟，去药，只用鸭肉吃，大能补肺。

肠痈一百四十五

夫肠之为病，身皮甲错，肚腹紧急，如肿之状，或按之濡，体腹无积聚，此阴冷之所致也，当以温药调之。或发热汗出，洒淅恶寒，嗽咳痰涎，烦渴惊悸，小便数，其候如淋。或大便溏泄，或漏下脓血，小腹肿强而痛，或于肛门边按之则痛，如寻常发痈之状也。况妇人犹多得此证，但世俗不识此证，不可不审而明辩之焉。

主方经验　治肠痈腹痛不安，或腹满不食，小便赤。妇人产后虚热多有此病，但疑忽间便不服，服亦无害，视其右关脉芤者是也。

薏苡仁二两　牡丹皮一两半　瓜蒌仁一两

上咀，每服五钱，水煎服。一方加川芎、桃仁。

又方经验　治肠痈证而痛而强，发热恶寒。未成脓者，脉滑而数是也。

薏苡仁　葶苈各二两　甘草　牡丹皮　生地黄各一两半

败酱　甜瓜子各一两　　赤芍药五钱　　大黄五钱　　朴硝三钱

上咀，每服五钱，加姜三片，水煎服。

加减牡丹皮散　治肠痈证，腹濡而痛，时时利脓，其脉弦散者是也。

人参　牡丹皮　白茯苓各二两　　天麻　黄芪　当归
薏苡仁　川芎各一两半　　木香三钱　　肉桂七钱　　桃仁去皮、尖，一两　甘草炙，七钱

上咀，每服五钱，水煎，食前服，或为末服，如热证，加赤芍药、白芷。

乳痈一百四十六

夫妇人者，以乳为重，性命之根也。坐草以后，风冷袭虚，荣卫凝滞，乳为小儿所吹，或饮而不泄，或断乳之时捻出不①尽，乳②汁停蓄之间，为气血抟而肿痛，内结硬块，至于手不能近，则乳痈之患成矣。凡妇人四十以下，血气周流，此则易疗；年寿既高，血气耗涩，患此则难疗矣。

主方经验　治乳痈疽发背，脉浮短者易愈。

瓜蒌根　皂角半生半烧，各一两　　乳香　没药各五钱　　甘草生，三钱

上咀，醇酒三升，煎取二升，时时饮之，痛立止。

又方经验　治乳痈毒气，咽喉胸膈窒塞不通，用桔梗

---

① 不：原作"乳"，据文义改。
② 乳：原作"出"，据文义改。

一两，生姜、甘草各五钱，每服五钱，新汲水煎服。

加味瓜蒌散 治乳痈肿痛，左关脉洪可治。

瓜蒌去皮，一枚　川芎三钱　当归五钱　连翘焙干，七钱
乳香　没药各五钱

上为末，同煎，入好川椒四十粒，临药熟，入乳香、没药，任意服。

又方经验核桃散方见痈疽门　治乳痈神效。

加减内补参芪散方见背痈门　治已成、未成，皆可服。

一法 治乳痈初发，用贝母一味为末，每服二钱，热酒调下，即以二手覆按卓上，垂二乳，良久自通。

瘰疬一百四十七

夫瘰疬者，生于项腋之间，凡动辄触怒，或□□□□不伸，多致结于项下，日积月累，风毒热气聚□□□，牵连于腋下，自腋及心胸，殆无后矣。发热，烦渴，盗汗，或痛或不痛，其外证也。治法大抵以地胆为主，盖瘰疬之毒，莫不有根，能使毒从小便出，如粉皮，如血块烂肉，皆其验也。其小便必涩痛，当以木通、滑石煎汤解之。其于饮食百味，一切戒之，当蔬饭而已。其脉牢坚者不可内消也。

主方经验 治瘰疬①已破未破，皆可服之。

连翘　赤芍药　川芎　当归　甘草　滑石　黄芩各一

---

① 疬：原作"痢"，据文义改。

两半　川乌去尖，十个　地胆即斑毛，去头、足、翅，炒黄为度
白牵牛　蜂房各一两，以蜜水洗，饭上蒸

上为末，每服五钱，浓煎木通汤送下，毒从小便中出，如粉皮、血块是也。

如未效，再服以薄荷，解其风热□，且地胆性毒以制，嚼葱白方寸，茶清下以解之。如小便涩痛，以灯心调苓术散方见中①暑门去朱砂，疮处以膏药贴之。

又方经验　治瘰疬风热之毒，小便涩后，须常服。

薄荷　皂角　连翘　何首乌米泔浸一宿，各二两　蔓荆子　三棱各一两　荆芥五钱

上为末，酒豉二两半，以米泔水浸，煎沸酒豉令软，糊为丸，如梧桐子大，每服三十丸，食后汤下，一日一服。病虽好，常服。

又方经验　治瘰疬不问有头无头者，用大蜘蛛一个，晒干研细，酥调如泥，一日二次敷之。如蜘蛛，用屋檐头结网者，其他不可用。

又方经验　治瘰疬不瘥，用斑蝥去头足翅二钱半、薄荷七钱为末，用鸡子清和为丸，如梧桐子大，每服一丸，茶清下。或午后三丸，次日空心服五丸。脐下痛，小便取出恶物，随手取效。如小便闭，吃葱茶少许改之。

一法经验矾蜡丸方见痔疮②门　治瘰疬，能消卫内膜，

---

① 中：原无，据本书前文中暑第三补。
② 疮：原作"漏"，据本书前文痔疮一百二十一改。

世医通变要法
一九四

驱解诸毒，自然消之。

痰核一百四十八

主方经验 治头颊下生痰核，脉滑而数者是也。

半夏二两 赤茯苓 大黄 桔梗 陈皮各一两半 连翘
柴胡各一两 甘草五钱

上咀，每服五钱，姜三片，水煎服。有热加川芎、黄
□、黄连，俱酒炒，苍术、芍药各等分。

加减陈皮汤方见痰涎①门 治臂作疼，去丁香、砂仁，
加连翘、防风、川芎、皂角刺、酒芩。如耳后顶门各有
块，用僵蚕、炒大黄、青黛、南星、桔梗各等分，上末，
炼蜜为丸，如榛子大，嚼下。

漏疮一百四十九

夫漏者，诸瘘②之溃漏也。大抵外感四气，内伤七情，
饮食厚味，加③染触蠢动含灵之毒气，未有不变为瘘疮。
穿孔一④深，脓汁不尽，冷气风邪并之，于是涓涓而成漏
矣。喜发于肛门，疗治失时，致生寒热。不特瘘能为漏，
凡痈疽宿脓，败血朽骨，亦成漏矣。

主方经验 治漏疮风冷，脉浮而涩大者易治，悬绝者

---

① 涎：原无，据本书前文痰涎三十补。
② 瘘：原作"瘘"，据《仁斋直指方》改。下同此改。
③ 加：原作"如"，形近而讹，据文义改。
④ 一：原脱，据《仁斋直指方》补。

难疗也。

藿香　厚朴　半夏曲　陈皮各二两　甘草　细辛各七钱　川芎　白芷　辣桂　干姜各五钱

上咀，每服五钱，姜三片，枣一枚，水煎，空心服。

又方经验　治漏疮血水不止。

蛇皮烧灰，三钱　五倍子　龙骨各☒　川续断五钱　麝香少许

上为末，用津吐调敷。

又方矾蜡丸方见痔疮门　治漏疮□□□□解毒。

一法经验　治胁下生漏疮，如牛眼之状，脓水不止，用盐少许，安白牛耳内，然后取耳中垢，以敷疮上，即瘥。如不用盐，即牛耳不痒，难取垢。其诸漏疮，外用蒜切片，放疮上，将艾灸之，不论数次，灸即愈。

卷下后

天疱疮一百五十

夫天疱疮者，皆由人之自取，殆非无故而遽有此患也。或因嗜欲过度，或因宿歇娼妇，而为秽汗之所染，故发此疮。然治之者，亦必审其所以然也。今世俗于疮发之时服药，多有变成疬疬风痛，或结成疮毒肿块，或出脓出血，臭不可近。富贵之人，求医忌口，间或保全，贫者凡百不忌，多丧其命，深可怜哉。余留心阅诸方，皆无治法，丹溪教人以通圣中加减，量人厚薄治疗，得效虽迟，而病者十无一坏。世俗皆不遵用，即今疮法异端，方法繁杂，得病求医，用药者口传笔授，不审病人虚实，脾胃冷热，禀赋厚薄，遂以大剂轻粉、雄黄、丹砂、龙麝诸毒之剂，以毒攻毒之说。殊不知此药施与赋厚血实之人，犹可庶几①，间或禀薄形冷血少之人服之，死期逼矣。按药性云：毒药、虫鱼并石部乳香、轻粉、信枯矾，盖轻粉寒凉，损气伤血之剂，麝香走脾入肉，龙脑入肾透骨，如疮初发，骤用此药，遂将风毒引进经络，如油入面，莫知得出，所以变成异端风毒，如此治法，误人者多矣。余特此

---

① 庶几：差不多。

参出方法，但以解毒、去风、凉血，谅人虚实，功出自然，可以保全，亦无罪归于医，患家亦不可求其效速，反自取死，诚可惊焉。大抵疮毒或色似梅花者，又有疮似绵花子者，各另具治法，分门于后，临病之时，宜认辩之。

主方经验 治大疱疮月发，并杨梅、绵花俱服，十贴除根。

当归　人参　防风各二两半　荆芥　白鲜皮　薏苡仁各二两　皂角子六十个　土茯苓六两　甘草炙，一两

上咀，每服七钱，水煎服，外用痈疽门膏药贴之。

加减芎归汤 方见杨梅疮门　治天疱疮，倍加白芍药、当归。

杨梅疮一百五十一

主方经验芎归汤 治杨梅疮，其色如杨梅者可服。

川芎　川归　白芍药各二两半　胡麻　防风　羌活　白蒺藜各二两　何首乌　白僵蚕　枸杞子　白芷各一两半　牛蒡子　苦参　荆芥　连翘　天花粉　黄芩各一两　蔓荆子一两

上咀，每服五钱，水煎服。

又方经验 治搽杨梅等疮用。

野菊花　枣木根煎汤洗　黄柏　滑石研末搽之

主方经验 治绵花疮，色如绵花用。

土茯苓五两　皂角子五十粒　羌活　防风　荆芥　当归

各二两　甘草一两

　　上咀，每服五钱，水煎，空心服。

　　又方经验　治食轻粉、黄丹等药，发肿毒块，破烂臭气，人不可近，服此丸一钱，即时不痛不臭，神效。

　　川椒去子，三钱　云母石　乳香　没药　血竭　雄黄　朱砂　黄丹各二钱　熊胆　冰片各一钱　麝香五分　人中黄　人中白火煅，各二钱半　犀角　虎骨火煅，各三钱　轻粉五分，引进各药，入经络消散，先食轻粉，不可不服

　　上各为末，饭为丸，如绿豆大，每服五分，米汤送下。

　　加减寄生汤方见痛风门　治筋骨痛者，可服。

　　加减芎归汤①　治杨梅等疮，皆可服。

疔疮一百五十二

　　夫疔疮者，由四时迭更，阴阳交变，此二气互相击怒，必成暴气，然暴气卒然，大风、大雾、大寒、大热，若不能避，而遇袭于皮肤，入于四体，传注经脉，遂使腠理结满，阴阳二气不得宣通，遂成疔毒。但疔毒之名有十三种，必发于手足间，生黄泡，其中或紫色，有一带红线直入者，用针于线处刺去毒血水，针时以知痛出血为妙，否则，红线入腹攻心，必致危困。凡治疔毒，先以面浆水

---

　　①　汤：此后原衍"方见杨梅疮门"6字，据文义删。

饮之，吐则是，不吐则非也。大抵脉洪而数者，难愈也。

主方经验 治疗毒，用荔枝肉一两，陈白梅七钱，上二味，研成膏，用针刺破毒口，以药敷之，其疗毒即出。

又方经验 治疗毒，用苍耳子茎叶烧灰，以醋调涂疮上，毒根即出，或用蓝靛调涂亦可。仍用药服，大效。

加减甘草汤 治疗疮。

防风二两半　甘草节　白僵蚕　青皮　黄连　羌活独活各一两　蝉脱五钱　赤芍药　泽兰叶各一两半　细辛七钱

上咀，每服五钱，姜半斤擂细，热酒和服，或酒水各半煎亦可。病热，减酒入大黄少许煎服。

加减万病解毒丸 方见蛊[1]毒门　此药能清心行血，解诸毒。用井花水磨之，是为神仙妙药。

一法经验 治疗疮，用雄黄五钱为末，先用针刺四围及中，醋和调涂之。

杂疮一百五十三

夫疮之为病，虽不害人，或痛或痒，实有不安也。经云：诸疮痛痒，皆属于心。心[2]气郁滞，或饮食不节，毒蕴肠胃，发见于皮肤，所以疮肿，状类不一。或生于手足，或发于遍身，或痒痛，或臖[3]肿，或发瘾疹，或爪之

---

① 蛊：原作"解"，据本书前文蛊毒一百一改。
② 心：原作"四"，据《证治准绳》改。
③ 臖（xìng 性）：肿痛。

凸起，或瘖瘤脓水浸淫①。治法，先理心血，祛风热，外则加以敷洗，则愈矣。予考疮疡多端，各分疮名，并经验方法于后，照依治疗，疮可愈矣。

主方经验 治肺热生疮用。

苦参 荆芥各五两

上为末，饭为丸，如梧桐子大，每服五十丸，空心，酒送下。

又方经验 治遍身生疮，诸药不效者用。

槟榔五个 硫黄生用 腻粉②各一钱

上为末，和均，每用一钱，安于手心，桐油调，临卧搽于外肾，脬不可药，亦不得洗手，但搽令干而已，三五次即愈。

加减当归散 治心血凝滞，内蕴风热，发见皮肤，遍身疮疥，或痒或痛，或有赤丹。

当归 白芍药 川芎 生地黄各二两 白蒺藜 荆芥何首乌 黄芪 防风各一两半 甘草七钱

上咀，每服五钱，姜二片，水煎。大便结加大黄，有热加黄连、黄柏各一两，亦可。

加减消风散方见头痛门 治风热生疮，加黄柏、胡麻、石菖蒲、何首乌、苦参各等分。

---

① 淫：原作"涩"，据《证治准绳》改。
② 腻粉：亦名汞粉、轻粉、峭粉，由水银、白矾、食盐合炼而成。

鱼脐疮一百五十四

主方经验 治鱼脐疮久不瘥者。

芫花二两　黑豆二合　猪牙皂角二两　白矾三两，煅

上用醋一斗，将前三味先浸三日于釜中，煎至二升，去滓，却入铛中，煎至一升，入白矾末，搅令均，去火成膏，但是鱼脐丹恶疮离于帛上，贴之即瘥。

又方经验 治鱼脐疮初已成、未成，服之即愈。

韭菜　连须葱白　丝瓜叶各等分

上入石钵内，捣烂如泥，以酒和丸一粒贴脐下。如病在左贴左腋下，右手贴右腋下，在左脚贴左胯，右脚贴右胯。如在中贴心脐，并用布帛抟住，候肉下红线处皆白则可。但如有潮热，亦用此法，却用人抱住，恐其颤倒，则难救矣。

灸疮一百五十五

主方经验 治灸疮痛不止，用柏叶、芙蓉叶，端午午时采，阴干，为细末，每遇灸疮黑盖子脱了，水调少许，如膏药贴于纸上，贴之即愈。

一法 贴灸疮，用车前子叶贴于疮上，即瘥。

冻疮一百五十六

主方经验 治诸处冻疮久不瘥，年年发不歇，先痒后痛，然后肿破，出黄水不止。用雄雉黄一枚捣烂，黄、蜡

各等分，清油减半。上同于慢火熔熬，调擦患处①。如治脚手冻疮，用橄榄烧，存性为末，入轻粉，油调涂上。

癞头疮一百五十七

主方经验　治癞头疮，即厚压是也，肥疮也。

黄柏二两　枯矾六钱　黄丹四钱　蛇床子一两　五倍子一两半　松香末一两

上为末，用香油调搽，加轻粉些少。

又方经验　治小儿秃疮，头上白剥如癣，上有白皮，久则成痂色，遂至满头内有小虫。

苦楝根烧灰　槟榔　雄黄各五钱　白矾二钱　硫黄七钱　轻粉些少

上为末，同麻油调，鸭子大，约头大小，作饼，温覆头上，引出，待痒甚，揭去之。

加味黄连散　治热发疮，遍身多出脓血，赤烂如火。

黄连　黄柏各三两　赤小豆　绿豆粉各一合　寒水石　甘草　紫草　漏芦各七钱

上为末，用香油调搽，一日三次，即愈。

一法　治头上虱②疮，肿痛臭烂，用银硃粗纸裹，烟薰发里，虫死即愈，如神。

① 熔熬调擦患处：原脱，据《寿世保元》补。
② 虱：《寿世保元》作"风"。

卷下后

二〇三

反花疮一百五十八

主方经验　治反花疮及似花之状。

胭脂　贝母各三钱　胡粉①二钱半　硼砂　没药各二钱

上为末，先用温浆水洗，后敷之。

又方经验　治月蚀虫，或生小耳内。

胡粉炒微黄　白枯矾　黄丹煅　黄连　轻粉　胭脂各三钱　麝香少许

上为末，先以浆水洗之，拭干，后搽药，上用麻油调敷，即愈。

甲咀疮一百五十九

主方经验　治甲咀疮，气攻于手足指，胬②肉裹上指甲，疼痛出血，或疮中有虫用。

绿矾半两　芦荟二钱　麝香少许

上研末如粉，绢③袋盛药，纳疮④患指于袋中，线扎⑤定⑥。夏月腠理易开，风热毒气搏于皮肤，状如撒粟，或

---

① 胡粉：即铅粉。
② 胬：原作"挐"，据《仁斋直指方》改。
③ 绢：原脱，据《外科集验方》补。
④ 疮：《外科集验方》作"所"。
⑤ 扎：原作"札"，形近而讹，据《外科集验方》改。
⑥ 定：此后原衍"为痱疮"，据《外科集验方》删。

热汗浸渍①，匝匝②成疮，是为痱疮③。用绿豆粉二两，滑石一两。上为末，搽于患处，以线捊之。

妒精疮一百六十

主方经验 治妒精疮，淫夫龟上生疮。初发，疮如粟米之状，肿痛出脓，作臼④孔，侵蚀⑤臭烂，有名疳疮。

田螺壳煅过 用脾胃门苍术散三钱 炉甘石一钱半 轻粉七分 枯矾三钱 麝香少许

上为末，先以米浆水洗净，绵拭干，以津调搽之。

又方经验 治疳疮用。

孩儿茶一钱 轻粉半分 冰片一分 磨镜泥煅，二分

上为细末，先用泥水洗净，绢帛拭干，搽于疮上，五七次立愈。疳疮生于皮肉，烂，妒精疮生于头上，内俱服通圣散并败毒散，方得除根。

拣眉疮一百六十一

主方经验 治拣眉疮，或大人小儿面杨疮，生眉间面部是也，用脾胃门苍术散加枯矾，用香油调敷。如破皮，恐不治，最怕破伤风，急用破伤风门治之，迟即杀

---

① 渍：原作"溃"，形近而讹，据《外科集验方》改。
② 匝匝：原只有一个"匝"字，据《外科集验方》补。满布貌。
③ 是为痱疮：原脱，据《外科集验方》补。
④ 臼：原作"旧"，据《仁斋直指方》改。
⑤ 蚀：原作"虫"，据《仁斋直指方》改。

人，多不救。

臁疮一百六十二

主方经验　治远年臁疮，用船底灰，烧存性，研细末，用香油调做油纸上，名隔壁膏，贴之即愈。

一法经验　治阴湿生疮，黄水流注，用白矾为末，先以冷水洗疮，净后敷之。

又法　治脚烂疮，用竹蛀屑毡烧灰，红枣烧存性，黄丹、白矾、枯韶粉各等分，上为末，细掺之。

疥疮一百六十三

主方经验　治疥疮通用。

蛇床子二两　光粉①二两　紫草一两　苦参二两　枯白矾一两　轻粉五分　五倍子一两　黄丹　黄柏各一两　雄黄五分山楂二两　硫黄☒

上各为末，用猪油或桐油搽，或加大风油尤准。

癣疮一百六十四

夫疥与癣，因热客于皮肤之所致，风毒浮浅者为疥也，毒之深沉者为癣也，多因风毒挟热得之。疥发于手足，或至遍身，癣则肌肉瘾疹，或丸，或斜，或如苔癣，

---

①　光粉：铅粉的别称。

走散，内脏汁而外脏有筐，曰干癣、苔癣、风癣、湿癣，四者莫不均有虫者。治癣，去风杀虫是也。

主方经验 治一切癣疥通用。

胡粉二钱 信石二钱 蝎梢一个 雄黄二钱，另研 斑蝥一个，去头翅足 硫黄一钱 麝香少许 草乌五钱

上为末，先用羊蹄根蘸醋搽动，用药些少，敷患处。

又方经验 治干癣，用狼毒、草乌、斑蝥去头、足、翅各等分。上为末，用津吐调抹之。

一法经验 治湿癣，用陆离根，去黑皮用黄皮，捣烂，用猪油、白矾、花椒同捣如泥，先用蜜搽于癣上，内有小虫口向外吃蜜，将药搽上，油纸包之一夜，虫死不发。如搽疥，先汤洗浴，不使布拭干，连水将药擦之疥上，三次除根。

马刀疮一百六十五

主方经验 治男女耳下至缺盆，或生两胁，或已流脓作疮，未破已破皆可服。

柴胡 连翘 知母酒浸 黄芩各二两 黄柏 生地黄 甘草各一两半 当归 肉桂 牛蒡子 瞿麦各一两

上咀，每服五钱，水煎热服，外用痈疽门膏药帖之。

无名肿毒一百六十六

夫肿毒，因郁热于心，气血凝滞，风热加之，或发于

手足，或生于腿膝。初发之时，急宜消毒，顺气托里，庶免成疮脓溃。治法审察，虚实。下之，病可除矣。

主方经验芙蓉散 治一切肿毒。

芙蓉根二两 南星 白蔹 草乌各一两半 大黄 赤小豆 白鲜皮 皂角各一两 白芷七钱

上为末，蜂蜜、香油、水三味共调，搽于疮处，中间留一小孔，如钱眼大出血，外可用痈疽门膏药贴之。

便毒一百六十七

夫便毒者，乃男女纵欲不能遂其志，故败精搏血留聚中途而结成便毒矣。夫人脚腿与小腹①合缝之间，精气所出之道路也，或触而动心，或梦泄而不泄②，既不得偶合阴阳，又不得忘情息念③，精与血交滞而为肿结，上不在腹，下不④在腿，界此二者之中是也。外有老人气滞，亦或有之，宜急治也。

主方经验 治便毒及恶疮，未成已成，并治之。

金银花 地丁即蒲公英阴干也 当归各二两 大黄 赤芍药 黄芪 甘草各一两

上咀，每服五钱，水煎，加酒一盏同服。一方加升麻、白芷各五钱。

---

① 与小腹：原脱，据《仁斋直指方》补。
② 梦泄而不泄：原作"梦而大泄"，据《仁斋直指方》改。
③ 忘情息念：原作"忘精念自心"，据《仁斋直指方》改。
④ 不：原脱，据《仁斋直指方》补。

加减气通①散方见腰痛门　治便毒初发，用此方加雄黄、乳香、黄柏各二钱，新汲水调服，敷自平。

又方苓术散方见中②暑门　能疏利小便，以泄败精，去朱砂服之。

加减参芪散方见痈疽门　治便毒，能消，宜常服。

天火丹毒一百六十八

主方经验　治天③火丹毒发于手足或腿，与小便皮肉肿破水出者，黄鳝鱼刺头上血，搽敷患处。如无鳝鱼，田螺或螺丝研烂搽压。

拍蟹毒一百六十九

主方经验　治二手大指、次指界忽生毒肿，痛不可忍。若不早治，烂人手，出脓。用治无名肿毒主方芙蓉散服之，外用膏药帖之。

一法　用蟹去壳研烂，涂患处立消。

脚垫毒一百七十

主方经验　治脚走因紧，被石块，脚底垫肿，不能行步，痛不可忍，急用烧红砖一块，将草鞋浸于尿缸内一宿

---

① 气通：原作“通气”，据本书前文腰痛六十六改。
② 中：原无，据本书前文中暑第三补。
③ 天：原脱，据标题补。

或半日，取来放在红砖上，将肿脚底立在草鞋上，火逼尿气入皮里即消，此病诸方不载，如不早治，烂人脚，则杀人。

又方经验　治竹木入脚底内，急用针拨出不尽者，用人齿垢付伤处，则不烂也。

五瘿一百七十一

夫瘿瘤者，多因气血所伤而作斯疾也。大抵人之气血循环，无滞。瘿瘤之患，如调摄失宜，气血凝结皮肉①之中，忽然肿起，状如梅子，久则滋长。瘿有五种，曰石、肉、筋、血、气是也。瘤有六种，曰骨、脂、脓、血、石、肉是也。治法，瘿瘤二者切不可针破，针破则脓溃漏，则杀人。惟脂瘤可破，去脂粉即为异，不可轻易为。余将瘿瘤之分于后，医者。宜审辩之，则不误也。

主方经验　治五瘿等证。

海藻洗　龙胆草　海蛤粉各二两　通草　昆布烧存性枯白矾　松萝各一两　半夏二两半　麦面一两半　白芷一两

上为末，每服五钱，酒煎。忌甘草、鲫鱼、猪肉、五辛诸毒等物，又要吞矾腊丸，方见痔疮门。

六瘤一百七十二

主方经验　治头面或在皮肤生瘤，大者如拳，小者如

---

①　皮肉：原书漫漶不清，据《寿世保元》补。

粟，或软或硬，不痛不痒，无药可疗。又有不可针灸也，用南星大者一枚去心，薄切为细末，捣稠黏如膏，好醋五七滴，先将小针针患处，冷气透，以膏摊纸上，谅大小贴之，觉痒，五七日易瘥。

又方经验　系瘤法，兼去鼠奶及瘤肉，用芫花根洗净①带湿，不可犯铁器，须于木石器中捣取汁，用线一条浸半日或一宿，以线系瘤，经宿则落，如未落，再换线，不过三次，自落。后用龙骨、诃子、赤石脂各等分为末，敷创口即合。如无根，用芫花泡水浸线，系鼠奶痔，依上法，用之无不获效。

一方经验矾蜡②**丸**方见痔疮③门　治瘿瘤通用，常服自然缩消。

折伤一百七十三

夫折伤者，或坠堕地，打破身体，恐瘀血停积脏腑，结而不散，治之不早，恐致攻心入腹，外用敷贴之药消其血肿，内则利瘀血，然后徐徐调理生肌，或因停郁，久当顺之，其脉弦紧者易治，小弱者难愈也。

主方经验　治从高坠下及木石所压。凡是伤损瘀血凝积，痛不可忍，此药推陈致新。

---

① 净：原书漫漶不清，据《寿世保元》补。
② 矾蜡：原作“蜡矾”，据本书前文痔疮一百二十一改。
③ 疮：原作“漏”，据本书前文痔疮一百二十一改。

大黄一两，酒浸　桃仁五钱，去皮尖

上研细，水一碗煎，去渣，鸡鸣服，天晓取下瘀血而愈。若不能言，取药不及，急擘开口，热小便灌之。

又方经验　治从高坠下及马上折伤，筋骨碎痛不可忍者，此药能折骨续筋活血。

当归一两半　自然铜火煅，炙，浸七次，研，一两

☐

散即消，皮不破，或用山栀仁研末，面调敷肿处，□色出即消。

杖丹一百七十四

主方经验　治打破脚腿肿痛，用凤仙花，妇人常用染指甲草是也，用花叶并根捣烂如泥，涂肿破处，如干，又涂上，一夜血散即愈。如冬天无鲜草，秋月收，阴干为末，水和，涂上即效。

又方经验　治杖丹久不愈者，用雄猪骨髓，日夜搽破肿处，立愈。

刀石磕一百七十五

主方经验　治刀伤石磕，损血不止，肿痛不可忍，用葱白一大把，炒烂如泥，热研，乘热敷①之，如冷再换，

---

①　敷：原作"抟"，据《寿世保元》改。

其痛即止。

一法经验　治石伤刀损破者，用砖上陈石灰研细末，敷肿破处，血止即愈，不出脓又不痛。此二方效如神。

汤火伤一百七十六

主方经验　治汤火伤，用煮熟鸡子，去白用黄，以乱头发一块如梨①大，二物相和裹住，放在铁锅内，用火熬甚焦干，须臾遂有液出，旋取置一瓷盏中，以液尽为度，将油搽之。

又方经验　治赤烂热痛，一切热毒红肿。

石膏二两　甘草一两　黄柏二两半大黄　寒水石各一两半

上为末，水调，外用鸡羽刷之，或水出燥敷，大效。

一法　治汤火伤，急向火炙，虽极痛，强忍一时，即不痛。切不可将冷物揾之，热气不出，烂人之肉。

又法　治汤火伤未成疮者，用陈小麦炒黑色为末，腻粉减半，油调搽之。

又法　用刘寄奴不以多少为末，以糯米浆，调鸡羽刷之伤处，即愈。

金创一百七十七

夫金创者，或为刀釜枪所伤，出血不止。若出血太多

---

① 梨：原作"犁"，形近而讹，据文义改。

者，外用止血生肌之药，内用清心补血而调理之。大抵脉浮细者易治，紧数者难医。

主方经验 治金创出血不止。

麝香少许 海螵蛸 白龙骨各一两 五倍子 赤石脂各二两 血竭七钱

上为末，以冷水洗净，敷于伤处，百发百中，此其绝妙也。

又方经验 治金疮用。

黄丹好 软石膏火煅，各一两 船底石灰烧，存性

上为末，敷伤处，其痛并血出即止。

又方经验 止痛清心，行气活血。

草乌去皮、尖，生用 乳香火熨 没药 五灵脂各一两 麝香少许 朱砂五钱，另研

上为末，酒糊为丸，如梧桐子大，以朱砂为衣，每服一丸，薄荷、生姜汁化下。

箭伤一百七十八

主方经验 治箭伤，能收敛金创口，无疤痕，用刘寄奴为末，掺之立效。

又法 治金创箭簇伤，用松树悬皮生为末，石灰炼通红，研细为末，和均敷之，止血收疮口，神效。

又法经验 治毒箭伤破欲死者，用蓝汁敷之。如无蓝，用靛青搽疮口，立愈。

又法经验 用取桑叶阴干为末，无干者焙干，搽刀箭伤处。

破伤风一百七十九

夫破伤风，因损伤而风乘之，传播经络，致使风热更作，口禁不开，气逆喘搐涎唾，胸腹满塞，或便溺闭结。然于中风之人，尚可淹延岁月，而破伤风，多致不救。其候因出血过多，荣卫虚弱，或疮口早闭，瘀血停滞，俱是阴血受伤五脏所致。故此所伤，或疮口闭合，密受风邪，病势已十分危急，皆由内气虚而有郁者得之。若内气壮实，无郁热者，虽伤亦无害也。

主方经验 治破伤风，诸疮口为风入内，牙关紧欲死者用。

防风 天南星各一两

上为末，每服五钱，童便二盏煎服。

加减防风散 治风邪在里，手足搐弱，气满口禁，强☐。

羌活 防风各二两 甘草五钱，另研 川芎 藁本 当归 白芍药各一两半 地榆 细辛各一两

上咀，每服五钱，水煎服。有热加大黄、黄芩，头痛加川芎、白芷，痰加半夏、南星。

一方 治破伤风，急用南星研末，水调涂伤处，四围出水，大效。

加减芎黄汤　治破伤风，小便赤、自汗并治之。

雄黄五钱　川芎　羌活　黄芩　大黄各二两半　白僵蚕
□两　天麻　赤芍药　白茯苓各一两

上为末，每服五钱，水煎服。一方加地丁草、马齿苋。

又法　用蝎梢为末，酒调下。

加减蜈蚣散　治破伤风肿者，口禁强直用。

蜈蚣一对　螵蛸三钱

上为末，每服二钱，用防风汤调下。觉入里，加左盘龙三钱即野鸽粪也。

诸骨鲠一百八十

主方经验　治诸般骨鲠及鱼骨鲠，咽喉吞吐不得，急取橄榄食下即化。如无橄榄肉，用核烧灰，水调下，亦化。

误食毒物一百八十一

主方经验　治误食河豚鱼毒，一时危困，仓卒无药，能杀人，用清油多灌之，毒出尽即瘥。又法，用白矾末，用沸汤灌之，立解。

一法经验　治误食豆腐毒，用生萝卜汁，饮之即解。

又法经验　治中野鸽毒已死者，急取鸡子三个生灌之，吐出便解。

诸畜伤一百八十二

主方经验 治虎伤，用生葛根汁服并洗伤处，或白矾末纳疮口，痛即止。

一法经验 治马咬，用马鞭烧灰，油调敷之。

又法经验 治猫咬，用薄荷汁涂之，立效。

风①狗伤一百八十三

主方经验 治风狗咬伤不治，以生小狗，则杀人，用

雄黄　蝉蜕各等分

上为末，调敷伤处，立愈。

又方经验 治狗伤，用杏仁去皮、尖研烂，先以新鲜牛粪洗之后，涂即痊。

一法经验 治猪咬，用松脂溶作饼贴之，以布敷②，或用黄连甘草节煎汤洗之，立效。

蛇伤一百八十四

主方经验 治毒蛇沙虱等物所伤，口禁眼合，手足强直，毒攻腹内，欲死者，用苍耳草一握研汁，酒和灌之，将渣厚敷伤处。

一法经验 治毒蛇咬，急取虾蟆捣烂，搽压痛处，将

---

① 风：通“疯”。《南宋书·逸民·吴若传》："吴郎风耶，何忽如此？"
② 敷：原作"抟"，据文义改。

绢片轻轻敷之。

一法 取头垢敷之，或用七叶黄荆捣烂敷，立愈。

又法 治蛇入口，用刀急破开蛇尾，将川椒一粒塞进裹抟，须臾即出。

诸虫伤一百八十五

主方经验 治蜈蚣毒伤，用吴茱萸嚼搽之，或鸡屎敷之，或头发烧薰之，俱立效。

一法经验 治蝎蛮咬，雄者止住一处，用井底蛇泥涂之；雌者痛引诸处，用当屋檐①下泥涂之。

又法 用白矾乘热滴伤处即效。

又方经验 治蜂叮，用生姜汁涂之，或齿垢涂之，其痛即止。

一法 治蠼螋②叮，其虫隐壁间，以尿射人影，令遍身烂疮，如汤火伤，即八脚虫也。用鸡毛烧，存性为末，麻油调敷。盖鸡食百虫，故治之。

人齿伤一百八十六

主方经验 治人齿咬破指头，痛不可忍，久则烂脱手指并手掌，诸方书不载，急用人尿，使瓶承之，用患指浸

---

① 檐：原作"澹"，形近而讹，据文义改。

② 蠼螋（qúpí 渠皮）：蠼同"蠼（qú 渠）"，即蠼螋（sōu 搜），一种昆虫。螋为古书上说的一种小虫。

在内，一宿即愈。如烂者，用食蛇龟壳烧灰敷之。如无龟，用鳖壳烧灰搽敷亦可。

救自缢一百八十七

一法 救自缢高悬者，抱住，徐徐解绳，不得截断上下，安卧之，以一人脚踏其二肩，手挽其发，常令弦急，勿使缓，一人以手按据胸上，数摩①动之，一人摩捋②臂胫，屈伸之，若已强直，但渐屈之，并按其腹，如此一时顷③，气急从口出，呼吸眼开，仍引按不住，须臾以及粥汤灌之，令喉润渐渐能咽乃止，更令两人以管吹其二耳，此法最④好，无不活者。自旦至暮，虽冷亦可救；及暮至旦，阴气盛，则难矣。

又法 紧用二手掩其口，不令透气一时许，气急即活。

救溺水一百八十八

一法 救溺水，急解去死人衣，灸脐中即活，有两人以管吹其耳中。

又法 凡死人溺水救上岸，即将牛一头，却将本人肚横覆在牛背上，二边用人扶策，徐徐牵牛而行，以出腹中

---

① 摩：原作"靡"，形近而讹，据《仁斋直指方》改。
② 捋：原作"将"，形近而讹，据《仁斋直指方》改。
③ 顷：原脱，据《仁斋直指方》补。
④ 最：原作"再"，据《仁斋直指方》改。

之水，如醒，即以老姜搽牙。

又法　用皂角捣烂，以线裹纳下部阴窍内，须臾水出，即活，又将醋半盏灌鼻中。

又法　用两脚倒驼肩上，吐水即活。负死者于肩上，必须走，方吐水，须以肩贴背仰驼之。

救冷冻一百八十九

——救冻死人，四肢强直，口禁，只有微气，用大釜炒灰①，令烧暖，以囊盛熨心上，冷即换之。候目开，以温酒及清粥稍与之。若不先温其心，便将火烘，则冷气与火争②，必死。

又法　用毡或藁为裹之，以索系定于稳处，二人对面轻轻衮转往来如捍毡法，四肢温和即活。

救魇死魅一百九十

——救魇魅，不得著灯火照，亦不得近前，急唤多杀人，但痛咬其手足大母指甲边并唾即活。如未醒者，移动处所，徐徐唤之。如原有灯，即存，如无，切不可用灯火照。又用半夏汁半盏灌鼻中即活。或到客舍馆驿及久无人居冷房，睡中得鬼物所压，但闻其人泣泣作声，使令叫唤不醒者，不急救，即杀人。用牛黄、雄黄各一钱，大朱砂

---

① 灰：原书漫漶不清，据《仁斋直指方》补。
② 争：原脱，据《仁斋直指方》补。

半两各为末，每挑一钱床下烧，用一钱酒调灌之。

加味镇心丸　治心气怯弱，常多魇梦，恍惚谬忘。

丹砂另研　防风　官桂　细辛　当归　铁精①　防己各一两半　白茯苓　茯神去木　雄黄　桔梗　石菖蒲　远志去心　干姜各一两　银屑五分　紫石英　人参　甘草炙，各二两

上为末，炼蜜和丸，如梧桐子大，每服十丸，食后用白汤送下。

又方经验　治虚羸，心气乏弱，多魇。

茯神　黄芪　干姜　白芍药各一两半　人参　桂心　甘草炙，各一两　远志去心，二两

上咀，每服五钱，水煎服。

救入井一百九十一②

凡夏月不可淘井，井中及深塚中皆有伏暑气，入则令人郁闷杀人。如欲入，必须先以鸡鹅鸭鸟毛投之，直下至底，则无伏气，毛若徘徊不下，则有毒气也。亦可内生六畜等置中，若有毒，其物即死。若或不已而入，当先以酒数升，先洒井塚中，四边畔定少时，然后可入。若觉有此气冲欲死者，还取其井中水洒人面，令饮之，又以灌其头及与体，即活，若无水，取他水用之。

① 铁精：煅铁炉灶中飞出的紫色尘状的赤铁矿质细粉制成的矿物药。古本草文献又称铁精粉、铁花。

② 救入井一百九十一：此节正文后原衍蛊毒一节，与本书前文蛊毒一百重，今删。

主方经验 治夏月淘井杀人，宜先以鸡毛放井中试之，如摇动不肯便下，是有毒气，不可入。古塚亦然，五月至七月尤甚。如已中毒，以水溺其面，并□水调雄黄一二钱，入水濮之。若转筋入腹，痛欲死者，使四人捉手足，灸脐左边二寸十四壮，又生姜一片擘破，酒五盏，煮浓顿服。又醋煮衣絮，令彻温，裹转筋处，又浓煮盐汤，通手洗患疾手足及脑筋间，即苏。

解诸毒一百九十二

主方经验 治解一切诸毒，用玉簪花根擂水服之。

又方经验 治解一切菌毒，以地浆水饮之。

加味养血当归散 治日久气血渐虚，邪气入胃①，补血。

当归 熟地黄 白芍药各二两 川芎 防风 白芷各一两半 甘草 陈皮 半夏 厚朴 白茯苓各一两

上咀，每服五钱，姜三片，水煎温服。

解药毒一百九十三

主方经验 解巴豆毒，用香油灌之，或以大豆、菖蒲汁，并能解之，又芭蕉汁，服之立效。

一法 解附子、草乌、乌豆毒，用多年陈壁土泡汤，

---

① 胃：原作"冒"，形近而讹，据《玉机微义》改。

如渴用水调服之。

一法　解砒霜毒，用酽醋多饮之，吐出毒即解，不可饮水。

又法　解中砒毒，如烦闷大渴，心强腹痛，头晕欲吐，面口青黑，四肢逆冷，命在须臾，用黑铅四两，磨水一碗，灌之，或绿豆半升，擂新水调服，立解。

一法　解桐油毒吐不止，食干柿饼解，或饮酒亦佳。

误吞铜钱一百九十四

主方经验　治大人小儿误吞铜钱或金银等物不能化者，用砂仁浓煎服之，其铜铁等物自下，立效。

又方经验　治小儿或大人被大麦须蒙绠咽喉，急取鹅口涎，饮之即下化之，且鹅能食大麦连须，故此用之有效。

冷丹一百九十五

主方经验　治冷丹，大者如钱，小者如钱眼大，用野茄叶并根煎汤洗，即消。

妇人总论

夫妇人，乃众阴所集，常与湿居，荣卫和平，诸疾无由而生，荣卫虚弱，则百病生焉。经云：二七而天癸至，任脉通，太冲脉盛，月事以时①下，交感则有子矣。其天癸者，天一生水也；任脉通者，阴用之道泰也；太冲脉盛者，血气俱盛也。何谓之月经？月者阴也，经者经络也。过期而行经者，血寒也；未期而先行者，血热也；经行作痛者，气之滞也；来后或作疼者，气之虚也。其色紫者为风，黑者多热，淡者多痰，如烟尘水者，血不足也。余考古方，耗其气以调其经，则以为人之正气不宜耗也。太冲者气也，任脉者血也，气升则升，气降则降，血随气行无暂息，若独耗其气，血无所施，正气既虚，邪气必胜，故百病生焉，其经安得调乎？况心生血，脾统之，胃为之元也，养其心则血生，实其脾则血足，气盛则血行矣，安得独耗其气哉？此调经之要法也。行经之时，保如产母，一失其宜，为病不浅。当戒暴怒②，莫损于冲任；远色欲，莫损于血海。一有抑郁，宿血必停走于腰胁，注于腿膝，遇新血击抟，则疼痛不已，散于四肢，则麻木不仁，入于□□□寒热不定，或怔忡而烦闷，或入室而狂言，或涌上出，或归大肠，皆四气七情之所致也。余考产后一科，胎前气血，用药温暖，于理最当治法。至于子和，论产后出血数斗，世人皆以血气两虚，妄用温热之剂，养血补虚，止作寒治，举世皆然，故有误者。殊不知妊孕如天地之孕物，阴阳和合，人物俱生，阴阳偏盛，岂得孕乎？譬如瓜

① 时：此后原衍"上"字，据《素问·上古天真论》删。
② 怒：原作"恕"，形近而讹，据文义改。

果值水旱，花实瘘落，故立秋后十八日，寸草不结，乃寒不发生也。今妇人终于十月而产者，反为寒治，则非理矣。若子和之法，当行温凉、温热之剂，实所禁也。以余常用和暖之剂，使血得暖以流通，其恶露自尽，故无后患耳。况生产有难易，血气有盛衰，岂可偏执一法，能尽产后无穷之变焉。余每经历，新产月里，用温暖治效者，十多八九，用温凉治效者，百无二三。尝考子和之法，施于月外，蕴热自甚，阴虚潮热往来，当行温凉之剂，故无禁耳，其月里可不慎哉？人子受胎，虽系阳精所得，实赖母血而成，亦若瓜果，赖枝蔓所荫也。今妇人终于十月而产者，即瓜熟蒂悬脱壳之意，虽冒寒暑伤食，调理不宜急迫，则随手而愈。间有失珍①重，不满十月而动胎产者，犹若枝蔓瓜果，有所伤也，胞系腐烂，胎始堕落，故此得病，则难愈矣。昔人所谓小产伤如大产者，此也。凡妇人新产，荣卫俱虚，腠理不密，或冒风寒，或伤饮食，或恶露不通，或血行过度，如此四者，俱能发寒热身疼，腹痛，又不可相类而用药也。又如产后，脾胃既虚，或多食鸡子冷物，所伤脾胃，遂成伤食，以致身热，气口脉盛，当行消食之药。世人多因身热便为外感，然行温凉之，发汗退热，胃气转伤，岂无死者？产后半月之前，虽去内外之邪，亦当兼行血气。如过半月已后，若有杂证，不可专

---

① 失珍：原作"珍失"，据文义乙正。

执产后一门，治疗又当各类中求之，庶无耽误病体矣。

妇人杂证一百九十六

主方经验　治妇人产后不调，血气刺痛膨胀，头晕恶心，崩漏白带，便红，癥瘕，脉沉而滑，易治。

香附子四两，醋炙为主　艾叶二两　当归三两，酒浸

上为末，醋糊为丸，如梧桐子大，每服七十丸，淡盐汤送下。如四肢冷，加干姜、桂心。

加减七物汤　治冲任虚损，月水不调，滋养血气。

川芎　当归　白芍药　熟地黄各三两，即四物汤　黄芩酒炒　地骨皮　柴胡各五钱

上咀，每服五钱，食前服。如产后不潮热，去黄芩、地骨皮、柴胡；若平常血气不调及常服，用前四味四物汤，春加当归，夏加芍药，秋加川芎，冬加地黄；妊妇恶寒面青①，不思饮食，憔悴，加陈皮、枳壳、白术、白茯苓；产后败血，加地骨皮、芍药；潮热，加黄芩、地骨皮、柴胡；咳嗽，加桑白皮、半夏、生姜、人参、甘草、五味子、地骨皮、杏仁；血下不止，头痛寒热，耳鸣，气血劳伤，加黄芩、荆芥、生地黄、生姜、芍药；虚寒潮热，加柴胡、地骨皮、白术、白茯苓、甘草、秦艽、知母、黄芩、麦芽、贝母、人参、乌梅、枣子；心腹胀满，

---

①　青：原作"普"，形近而讹，据文义改。

加枳壳、青皮；虚汗，加麻黄根①、牡蛎粉；产后潮热，加白术、柴胡、黄芩、牡丹皮、地骨皮；有热，加黄芩；汗多，加浮小麦；肠风下血，加槐花、槐角、枳壳、荆芥、黄芩、地榆、白鸡冠花为末，空心盐汤或温酒调下；鼻衄吐红，加竹茹、蒲黄、藕节、白茅根、升麻、阿胶、侧柏叶；月水不调，加牡丹皮、牛膝、红花；安胎及漏下，加阿胶、炒蒲黄、大艾叶、甘草；大小便闭，加枳壳、大黄、滑石、木通、瞿麦、车前子、山栀子；产后虚热，眼目风肿内翳，加细辛、荆芥、羌活、甘草、菊花、木贼、白蒺藜、芍药、生地；四肢痹②痛难行，加乳香、没药、人参、甘草、羌活、防风；血气膨胀，加木香、枳壳、葶苈、紫苏叶、藿香、生地黄；血崩，加百草霜、败棕灰、炒蒲黄、龙骨、白僵蚕；腹痛气块，加木香、三棱、莪术；妊妇动胎，加艾叶、香附米、紫苏叶；血痢，加阿胶、艾叶、厚朴；口干烦渴，加干葛、麦门冬、乌梅；小便涩，加泽泻、木通；大便闭，加桃仁、大黄、枳壳；下血多，加黄芪、白术、甘草；无子息，加附子、肉苁蓉；虚烦不眠，加淡竹叶、石膏、人参；心神恍惚，加远志、酸枣仁、辰砂；赤白带下，加川续断、香附米、陈皮、白芷、甘草。

加减芍药散 治杂证通用。

---

① 根：原脱，据文义补。
② 痹：原作"脾"，形近而讹，据文义改。

赤芍药　川芎　当归　熟地黄各二两　莪术　甘草
小茴香　白芷各一两

上为末，每服三钱，盐汤或酒下。遍身虚肿，加枳壳、当归，酒调下；小便不通，加滑石末，盐酒下；心痛，炒姜汤下；只吐清水，丁香七粒煎汤下；血风上攻，眼目浮肿，荆芥汤下；小腹痛，木瓜汤下；恶心，藿香汤下；气痛，木香汤下；冷嗽，桑白皮汤或干柿汤下；头痛，川芎细辛汤下；血风潮热，生姜枣汤下；手足麻痹，樟柳浸酒下；血崩，赤白带下，真龙骨末酒调下；女子癖块膈气，炒茴香酒下。凡妇人病，先□三服，随证汤引之，后以他药调理，无不效验。

加减芎归散①方见中②寒门　随证加减用之。如阴证伤寒，减去麻黄加生姜、附子；血脉不和，加紫苏；气嗽，加乌梅、生姜五片；产后，加陈皮、生姜、艾叶；胃冷不纳食，加青皮、砂仁；冷气痛，加木香、吴茱萸；腰痛，加木瓜、牛膝、杜仲、川续断；身痛，加秦艽、羌活；冷泄，加良姜、肉果、诃子、白术；潮热，除干姜，加柴胡。

主方经验　治血气心腹刺痛，服诸药不效，用五灵脂、蒲黄各一两为末，先用三钱醋熬成膏，入水煎半碗，热服。

---

①　散：原漫漶不清，据本书前文中寒第二补。
②　中：原无，据本书前文中寒第二补。

又方经验 治败血作梗，头痛，诸药不效者，用附子一枚①，醋一碗，用火四面炙透，蘸醋，令尽去皮、脐，同川芎一两为末，每服三钱，茶清调下。

一法经验 治阴中生疮，如虫咬痛，用桃叶捣烂，绵裹，纳阴户中，一日三次，换纳即安。

又法 治阴户生虫疮，或痒痛如虫行状，淋漓脓汁不绝，用补心肾药方，即苏叶散方见感冒门除木香加四物汤是也，服之即效。

又法 用黄芩、当归、川芎、黄连、白矾，水煎热熏洗，立愈。

加减洗心散方见目②门 治阴中生一物，牵引腹胀痛甚，不欲饮食，又服热药及食煎煿，或犯非理房事，兼意淫不遂，名阴挺作痛，加生地黄煎汤调下，神效。

加减当归散 治妇人血脏虚竭，经候不调，或断续不来，或积聚成块，腰腹刺痛，肢体瘦弱。

当归 红花各二两 甘草 赤芍药 刘寄奴各一两 牛膝酒浸 肉桂 白芷各一两半 紫苏 苏木各一两

上为末，每服三钱，空心热酒调下。如经闭，浓煎红花酒调下。

经候一百九十七

主方经验 治血虚脉弦而濡，经候不调，或来不已，

---

① 枚：原作"牧"，形近而讹，据文义改。
② 目：疑误。

或过期不行，或崩中去血，或经损血孕停留，小腹急痛，五心烦热。

川芎　当归各二两半　阿胶　人参　肉桂　甘草各一两　白芍药　牡丹皮　半夏各二两　吴茱萸汤洗七次　麦门冬去心，各一两半

上为末，醋糊为丸，如梧桐子大，每服七十丸，空心温酒下，一日三服。

加减归黄汤　治劳伤血气损动，漏血伤胎，或月水过多，淋漓不断，及血崩不止，尺脉微是也。

阿胶炒，一两　川芎二两　当归　熟地黄各二两　白芍药　黄芪各一两　艾叶　甘草各五钱

上㕮咀，每服五钱，水煎，加酒一盏，同服。血下多，加侧柏叶、地榆、川续断；寒，加干姜；气盛，加香附子、陈皮、乌药；血下不止，加龙骨、莲蓬、败棕灰。

又方经验　治月水过期，用前四物汤加人参、黄芪、陈皮、升麻，水煎空心服。

又方　治经候不及期，用四物汤加黄芩、黄连，水煎，空心服。

又方　治经水紫黑有块，用四物汤加黄芩、黄连，水煎，空心服。

又方　治月水将来，作痛，用四物汤加桃仁、黄连、黄芩，水煎服。

一法经验　治月水不行，用鼠粪烧灰，好酒调下二

钱，立通。

又法 治经水不通，用马鞭草取汁熬膏，或为丸，或烧灰存性为末，用红花当归酒或汤送下。血枯经闭，加桃仁、红花，煎汤送下。

血崩一百九十八

主方经验 治妇人血崩不止，肾水枯竭，不能镇宁胞络相火，故血走而崩也。

生地黄　黄柏　黄连　当归尾各一两半　藁本　知母黄芩　川芎　升麻　羌活各四两　柴胡　荆芥　防风各一两蔓荆子　细辛　甘草　红花各五钱

上咀，每服五钱，水煎服。

加减归芩散 治血虚烦热，月水不调，腹①痛，痰嗽潮热，左尺脉缓是也。

当归　白茯苓各二两　白芍药　白术　柴胡各一两半甘草五钱，炙　煨姜一块

上咀，每服五钱，加薄荷少许，水煎服。烦热加麦门冬、知母、地骨皮，身疼加秦艽，热盛加黄芩、酒炒黄檗，有汗加黄芪。

一法经验 治血崩不止，用陈槐花一两、百草霜十两各为末，烧红称锤，辛酒调下。

---

① 腹：原作"服"，形近而讹，据文义改。

白带一百九十九

主方经验 治血脉不通，气痛带下，兼治血瘕疼痛，左关脉弦是也。

当归　川芎　牛膝　三棱　莪术各一两　蒲黄　玄胡索　牡丹皮　干姜　白芷各一两　大黄一两　芫花五钱

上俱为末，用醋糊一升，入大黄末熬膏，和余药末研，杵烂，为丸，如梧桐子大，每服二十丸。如气痛淡盐汤送下，或姜汤或酒下。

又方经验 治妇人百病，虚劳血气，赤白带下等证，并治之。

人参　白术各二两　香附米四两　当归六两　官桂　地骨皮各二两　生地黄　熟地黄各四两　黄芪二两，已上共为末

上用乌骨鸡一只①，女用雄，将黄芪末调炒，面为丸，如梧桐子大，喂鸡数日，将鸡主吊死，将肠杂洗净，去毛，搋碎入前药鸡腹内，用酒醋各一瓶，煮一宿，取骨焙枯，研，用汁打糊为丸，如梧桐子大，每服五十丸，盐汤下。

加减没药丹 治妇人血海虚寒乘风，冷抟不散，积聚成块，血气攻注，腹胁疼痛，及经候不调，崩中带下，脉浮而芤是也。

---

① 只：此后原衍"男用雌"字，据文义删。

没药五钱　琥珀　辰砂各三钱　木香煨，取末，五钱　当归一两，取末　麝香五分，另研　乳香五钱

上为末，和匀，滴水为丸，每服一两，作十五丸，温酒磨下。如一切难产，或产后败血，或冲心恶露未尽，热加童便。

胎前二百

夫妊者，脉平而虚者①乳子，阴抟阳别者妊子。少阴脉动甚者妊，尺中按之不绝者妊，心脉洪大而滑，肺脉微不浮，肝脉微横不绝，皆妊脉。三部脉浮沉正等，按之无绝者妊。妊娠初时，寸微小，呼吸五至，三月而尺数，脉滑疾②，重以手按之，并三月也。脉重手按之不散，但疾不滑③者，五月也。寸微、关滑、尺带数，流利往来，并雀啄，是妊。左沉实疾大皆为男，纵即横也者主双，右沉实疾大皆为女，横者主双，右沉实疾大皆为女，横者主双。脉浮，腹痛，引腰脊，为欲生也。脉一呼三至曰离经，沉细而滑亦同，赤脉转急如切绳者曰离经，皆便生也。妊三月而渴，脉反迟，欲为水分，复腹痛者，必堕。妊五月、六月，脉数必坏，脉紧必胞漏，脉迟则腹满而喘，脉浮必水坏为肿，始六七月，脉弦发热恶寒，其胎瑜

---

① 者：此后原衍“而”字，据文义删。
② 疾：原作“痰”，形近而讹，据《脉经》改。
③ 滑：原作“散”，据《脉经》改。

腹，腹痛，小腹如扇，子脏闭故也，当温之以附子。妊六七月，漏下不时，血水无倚而堕。妊七八月，脉实大牢强弦者生，沉细者死。妊月足，身热，脉乱者吉，脉微温为无子，脉弦大为无子，新产脉沉小滑者生，实大强急者死，沉细附骨者生。今妇人有妊，潮热往来，呕吐不食，中脘①有痰，经水上冲，名曰恶阻。但世俗多不明脉理，举手俱作感冒伤寒治之，妄投寒凉退热之剂。殊不知寒凉之药，伤胎损血，又伤脾胃，饮食不进，多致母子不救，深可悯哉。余将有妊之脉及验胎之法，备开条下，医者宜审察之。予祖先年曾治奇胎：翰林学士黄潜在母腹中二十四个月，无法可治，举家惊惶，后服瘦胎等散生下，《金华文统》并志书可考。世间亦有此胎，只服后方，必无大害矣。

主方经验 治妇人一二个月妊，呕吐有痰，经水上冲，气滞所作，脉微而小是也。

半夏　陈皮　赤茯苓各二两　甘草　宿砂　丁香各五钱
白术　青皮各二两

上咀，每服五钱，生姜五片，水煎服。

又方经验 治经脉不行已经三月，欲验有胎否，用川芎一两半，上为末，空心，浓煎艾汤调下方寸，觉腹内微动，则有胎矣。

---

① 脘：原作"腕"，据文义改。

又方经验　治有娠从高堕下，或为物所压，触动胎气，腹痛，服此药后觉胎动极热，胎急安矣。用宿砂，不惧①多少，熨斗炒，令冷透，却用，去皮取仁，为末，每服三钱，热酒下。未愈，加艾汤调下。

加减安胎散　治妊妇恶阻，呕吐不食，胎动不安，或下血，四物四君子汤加阿胶、艾叶、桑寄生、地榆、半夏、芍药。虚寒，减地黄，加良姜、丁香各等分，姜三片，水煎服。

加减瘦胎散　治妊妇七八月，服之活胎易产，用枳壳六两炒，甘草三两。

上为末，每服二钱，空心白汤调服。加香附子为丸亦可。

又方经验　治妊妇七八个月服之。

黄芩酒炒，五钱，春夏用，秋冬用三钱　赤茯苓二钱半　陈皮　白术各二钱

上咀，每服五钱，水煎，食前服。

又方经验　治孕妇失于将理，伤动胎气，多致损坠，常服壮气益血保胎，兼治白带常下。

牡蛎粉炒，五钱　白术②　川芎各□两　川椒去目炒，七钱半

上为末，每服二钱，或米饮为丸，如梧桐子大，每服

---

① 惧：原作"俱"，据文义改。
② 白术：原作"白米"，形近而讹，据《太平惠民和剂局方》改。

五十丸，空心米饮下。

加减佛手散　治妊妇胎动不安，血气冲心欲死者。

当归酒浸，一两　川芎一两

上咀，每服四钱，水煎服。如产后去血过多，眩晕不醒，入酒、童便；腹中刺痛，加芍药；口干，加乌梅、麦门冬；寒热加，肉桂、赤芍药；水停心，呕逆，加赤茯苓、生姜；虚烦不睡，加人参、淡竹叶；大便闭，加生地黄、陈皮、杏仁；小便不利，加木通、车前子；腹胁膨胀，加枳壳、厚朴；血崩不止，加香附米；心痛，加玄胡索；腰腹疼痛，加牡丹皮、桃仁。

逆产二百一

主方经验　治逆产横生，兼治胎前产后下血太多。

白芷　百草霜各等分

上为末，每服二钱半，童便、米醋各半盏，和为膏，沸汤调服，血止产下。如未效，加黄葵子四十粒，白滑石末，顺水煎汤调下。

又方经验　治胎衣不下，用蓖麻子、白面汤调下，并脑顶一贴，即下。

一法　用一人隔壁问产母胎衣不下了未有，一人在产边答应胎衣下了，如此答三次即下。

加减黑神散　治产后恶露不尽，胎衣不下，血气攻心。其脉小实者易治，浮虚难也。

黑豆炒　熟地黄　当归各二两　肉桂　干姜　甘草各一两　赤芍药　蒲黄各一两半

上咀，每服五钱，水煎，加童便二盏。产后瘀血不尽，加红花、牡丹皮、桃仁；腹痛，加三棱、五灵脂。

一法经验　治产后血晕欲死者，急取韭菜切细，放在壶内，用滚热酸醋泡在韭菜上，将壶口冲在病人鼻内，使韭菜气冲进鼻内，血行即活。

又法经验　打下死胎用。

麝香五分　官桂二钱

上①为细末，调匀，一次好酒服。

产后二百二

夫产者，脉沉小滑，小实大强急者死，沉细附骨者生。但有痰，顺者不死，新产，因得热病，脉悬小，四肢温者生②，寒清冷者死。因伤寒中风逆，脉实大浮缓者生③，小急者死。难产，胎死腹中，脉涩而短者死。舌黑唇冷，寒热发燥，身重者，子母死，面赤舌青，母死子④生。

主方经验　治产后瘀血不消，积聚成块，心腹刺痛，左关脉芤是也。

---

① 上：原漫漶不清，据文义补。
② 生：原作"死"，据《素问·通评虚实论》改。
③ 生：原漫漶不清，据文义补。
④ 子：原脱，据《脉经》补。

当归　川芎　干姜　赤芍药各等分

上为末，每服二钱半，温酒空心调下。

加减干姜汤方见中①寒门　治新产血气俱伤，呕吐不食，并泄泻少气。常服养血气，蠲余疾。

又方经验　治产后败血积滞，流入四肢，令人浮肿，切不可作水气治之，调经肿自消。左关脉弱者易愈。

没药另研　细辛　肉桂各二两　琥珀二钱，另研　赤芍药当归各二两半　甘草炙，一两　麝香五分，另研

上为末，每服二钱半，生姜汁、温酒任意调下。

又②方经验　治产后下血太过，虚损，头晕。用蒲黄膈纸上炒，研细，米汤调下。

又方经验　治产后乳汁绝少，猪蹄一只，通草四两，先水煎肉汁，后同通草再煎，去渣，食后服之。又用木梳头上梳垢，取下，男梳者丸如梧桐子大，服七八丸，空心，顺流水送下。

一法经验　治产后血水俱下，肠胃虚竭，津液不足，大便闭结，用阿胶、枳壳各三两，俱为末，炼蜜为丸，如梧桐子大，用滑石末为衣，每服三十丸，白汤送下。

又法　治产后呕逆不止，脉滑而濡。

橘皮二两　半夏　藿香　白茯苓各一两半　甘草炙，一两

上咀，每服五钱，姜三片，水煎，不拘时服。

---

① 中：原无，据本书前文中寒第二补。
② 又：原漫漶不清，据文义补。

加减八珍散方见癫痫门　治产后虚弱，败血停积，上闭心窍，舌强不语，脉弦，状如狂者。

又方经验　治产后血入于肺，面黑，发喘欲死者，人参一两为末，苏子六两研细，用水二碗，煎至一碗，去渣，调人参末，随时加减，服之即愈。

加减芍药散　治产后阴脱下不收。

黄芩　当归　白芍药各二两　牡蛎粉一两　猬皮烧存性，四钱

上为末，每服三钱，温酒或米饮调下，忌房劳、登高、攀重，又用硫黄、乌贼鱼骨各半两，五味子三钱，五倍子六钱为末，掺患处。

又方经验　治产后劳伤，玉门开而不闭。

硫黄　吴茱萸　菟丝子各一两半　蛇床子一两　荆芥一两

上咀，每服五钱，水煎，去渣，洗玉门，次日再洗①，即闭。

又方经验　治产后阴户肿大，用吴茱萸煎汤洗之，立消。

一法经验　治产后子宫不收，用荆芥、藿香、臭椿皮煎汤熏洗，即入。

又法经验　治阴生疮，五月五日虾蟆、青木香、硫黄、铁精粉为末，入麝香少许。

---

① 洗：原作"先"，据文义改。

又方经验 治新产后因睡一边，阴门合闭，用磨铜钱割开，又用石砖上陈石灰研末，敷之即愈。其证古方多不开载，予治效多矣。

子孕二百三

大哉乾元，万物资始，故阳施而阴化，血气①和调，感而为妊者，亦资始资生之理也。宋·褚澄曰：合男女，必当其年。男虽十六而精通，必三十而娶，女虽十四而天癸至，必二十嫁，此皆阴阳之气充实，然后交合，则交而孕，孕而育，育而为子坚壮强寿。今未笄②之女，天癸始至，已近男色，阴气早泄，未完而伤，未实而动，是以交而不孕，孕而不育，育而子脆不寿，此配合太早，有伤阴阳，以无子也。有妇人新产皆女者，多欲之过也；所产皆男者，此男子节欲惜精。以妇人经行后一日、三日，阴血始平，精必胜血，感者成男。四日、六日，血脉盛聚，精不胜血，感者成女。所以阳精先至，阴血后参，精开包血，阳外阴内，故成女胎。阴血先聚，阳精后冲，血开裹精，阳内阴外，则成男胎。故云：单日为男，双日为女，左冲右横而当双产，取此阴阳生育之微妙也。或有感而不生，或有感易孕，孕而多堕，其意何也？感而不生，男子精盛之时，女子阴血不足，犹若老阴得其少阳，枯杨生

---

① 气：此后原衍"平"，据《奇效良方》删。
② 笄（jī肌）：特指女子可以盘发插笄的年龄。

华，种子下于烧田之中，故不发生。又有男子精冷如水，清如水，虽女子阴血纵横，而终身亦无子矣。感而易孕者，女子血盛，男子精虽不足，犹若老阳得其少阴，枯杨生稊①，种子下于肥田之中，故生秀实也。孕而多堕者，男子贪淫无纵，妇人好欲偏性，兼以好食辛酸热物，暴损冲妊，故有堕胎之患。有等妇人。有胎，似乎无孕，痰气疼痛发热，医者不明脉理，妄施耗气退热之剂，殊不知胎气宜养，病气宜消，若有胎，反用前药，岂不误矣？故养胎者血也，护胎者气也。或有妇人小产太多，及至中年，设②法服药保全，但欲心不绝，其性情不改，百凡逆气冲妊，因而损伤者有之。故昔人有言，飞禽报卵，走兽怀胎，物类尚能保全产育，人有物物之灵，反不及此，何耶？抑且小产胜如大产，瓜果生而摘之，岂不伤其枝蔓，养生者可不慎哉？予考安胎治法，或有母病而动胎者，但疗母病，其病自安；有胎不安，因触母病，但安胎气，母病自痊。此安胎之良法也。

主方经验　治气盛于血，所以无子，寻常头晕、膈满③、体重、怔忡，皆可服。香附米，妇人之仙药，不可为其耗气而勿服。

　　香附米炒，杵，四两　茯神去木，二两　陈皮二两　甘草

---

　　① 枯杨生稊：枯萎的杨树又长出嫩芽。喻指老夫娶了少妻。
　　② 设：原作"说"，据《妇科玉尺》改。
　　③ 满：原作"蒲"，形近而讹，据《妇科玉尺》改。

炙，一两

上为末，每服三钱，食前清汤调下。

又方经验　治妇人血海久冷，不能孕育，左关脉伏是也。

人参二两　桂心　杜仲　防风　秦艽　厚朴各一两半香附米　赤茯苓各二两　白薇　干姜　沙参　牛膝　半夏各一两　细辛五钱

上生为末，炼蜜为丸，如赤豆大，每服七十丸，醋汤或米饮送下。如未，再加丸数，已觉有孕，便不可服。

加减地黄丸方见声哑①门　治男子精稀血少，此药能补肾生精，常服百病不生，又能种子。

熟地黄一斤，作膏，酒蒸，捣如泥　白茯苓　牡丹皮各半斤　山药四两　山茱萸去核，五两　泽泄三两

上为末，炼蜜，同熟地为丸，如梧桐子大，每服六十丸，空心好酒送下，或盐汤亦可。夏天加五味子一两，生津。

又方经验　治妇人无子，用大乌骨白雄鸡一只，用水渰②死，割开，去毛屎，用香附米一升，蕲艾四两，青蒿四两，共入鸡腹内，用童便一大桶煮，干为度，取出，于石器内捣烂，作饼，晒干，切细，入后药味。

黄芪二两　人参　当归　橘红各□两半　鳖甲二付，煅

---

①　声哑：原作"失音"，据本书前文声哑二十七改。

②　渰（yān 烟）：通"淹"。宋·欧阳修《赵唐靖公》："某为水所渰，仓皇中搬家来唐书局。"

苍术　茵陈　甘草　白芍药各一两

上为末，醋糊为丸，如绿豆大，每服七十丸，空心淡醋汤送下。

小儿总论

夫小儿三岁已前，血气未定，呼吸之数太过，难以诊候。若有疾，必须看其虎口脉，又验形色，可察其病之的。要从第二指，一节为风关，中节为气关，末节为命关。风关易治，气关可治，命关不治。男看左手，女看右手，此常法也。小儿一科，钱氏为最，虽有病端，不能应对，故谓之哑科也。盖惊风者，有急有慢；疳积者，属热属寒；泻有食积，痛有盘肠；切宜听声，次宜察色。小儿变证，不时发热，父爱护不宜多，用玉石药服，有伤脾胃，转生他证。知此者，不可不慎也。若有杂证，当以各类中求之，但用药与大人有轻重之分耳。

小儿杂证二百四

主方经验　治脾胃虚冷溏泄，用陈皮、青皮、诃子肉各一两，甘草、丁香各五钱。上为末，每服二钱，米饮调下。

又方经验　治小儿脾热弄舌。

栀子一两　藿香五钱　甘草三钱　防风八钱　石膏五钱

上咀，用蜜拌①，炒香为末，每服二钱，水煎汤调服。

加减地黄丸方见声哑②门　治肝胆虚，白膜遮睛，泻久失音，身疲疮疥，又畏③怯不能言语，小儿长不能行者，专服之，大效。

加减黄草散　治小儿心经积热。

生地黄　甘草　木通各等分

上为末，每服二钱，水煎，加淡竹叶七片，同煎服，如热盛，减去甘草，加黄芩。

加味桑皮丸　治小儿咳嗽而喘，面肿身热。

桑皮蜜炙，一两　甘草炙　地骨皮　枳壳各五钱　杏仁苏子各六钱

上为末，每服二钱，入糯米百粒，水煎服。一方去枳壳、杏仁、苏子，亦效。

加减陈皮汤方见伤寒门　治小儿感冒风湿，头目昏花，时作发热，四肢厥冷。

加减肥儿丸④　治消疳进食。

黄连一两　木香三钱　神曲　麦芽各一两　使君子　肉豆蔻各五钱　槟榔　半夏曲各四两

上为末，糊为丸，如粟米大，空心服十丸，谅小儿大小用之。如有积气，加山楂、胡黄连。

---

① 拌：原作"伴"，据文义改。
② 声哑：原作"失音"，据本书前文声哑二十七改。
③ 畏：原作"胃"，据文义改。
④ 丸：原脱，据文义补。

又方经验 治小儿夜啼不止，用田牛数根，即韭菜上长虫是也，捣烂涂于脐孔中，一夜立效。

一法经验 治小儿泻痢脱肛，用槐花研末，米饮调下即愈。

又法 治小儿冷痢如鱼冻白色，用白鸭杀血，好酒滚热，泡血热，连酒血食之，大人小儿俱可服，立效。

又法 治小儿撮口疮，用僵蚕研末，茶调涂即散。又用南星为末，醋调作饼，缚脚底心即愈。

加减六味汤方见脾胃门 治小儿，随证量大小，加减用之。伤寒，加麻黄、桂枝、柴胡；吐泻，加木香、藿香；肚腹膨胀，加枳壳、木通、苏子、生姜；咳嗽，加枳壳、杏仁、五味子，或加柿蒂、陈皮、半夏；大热，加竹沥；乳食不下，加诃子肉、木香、砂仁；泄泻，加肉豆蔻、木香、砂仁；下痢红积，加地榆、粟壳、乌梅；白积，加干姜、粟壳；小便不利，加木通、车前子；腹疼，加茴香、泽泻、三棱、槟榔；溺血，加生地、瞿麦；夜睡惊啼，加白术、赤茯苓、酸枣仁、石菖蒲；癫痫，加朱砂、茯神、乳香；唾血，加生地、当归、藕节、侧柏叶、蒲黄；衄血，加山栀仁、淡竹叶；口疮，加条子黄芩、朴硝、苦竹叶；赤目，加菊花、荆芥、木贼、白蒺藜；虫痛，加槟榔、使君子、苦楝根皮、枳壳；头痛，加石膏、川芎、白芷；气不升降，加沉香、苏子。

又法 治小儿脐中汁出不干，用枯矾为末，或用黄柏末搽敷，立效。

一法 治小儿赤身坐地，被蚯蚓所吹，小便忽然肿痛，尿不得出，用鸭儿口与小便舐数舐即消，况鸭儿能食蚯蚓，故此用之。

惊风二百五

主方经验 治风痰咳嗽，时作潮热，手足搐搦①。

牛胆南星二两　天竺黄半两　雄黄二钱半　辰砂二钱半，另研　麝香一钱，另研

上为末，糊为丸，如梧桐子大，每服一丸，薄荷煎汤研服。一方加煅过青蒙石一钱，尤妙。

又方经验 治肝热急惊搐搦②。

羌活　大黄煨　川芎　栀子各一两　龙胆草五钱　当归八钱　防风七钱

上为末，炼蜜为丸，如鸡头子大，每服一丸，煎竹叶□炒，糖汤送下。

加减夺命散 治急慢惊风，痰嗽潮热③，壅塞于咽喉间，命在须臾，此药神效。

青蒙石一两，入锅内焰硝一两，炭火煅赤，候药如金色用

上为细末，每服些少。急惊风痰发热者，加薄荷自然

---

① 搦：原作"弱"，形近而讹，据《医学正传》改。
② 搦：原作"弱"，形近而讹，据《医学正传》改。
③ 痰嗽潮热：《世医得效方》作"痰潮壅滞"，义胜。

世医通变要法

二四六

汁，入蜜调服，慢惊脾风，加青州白丸子研细，入热蜜调下。

加减二黄败毒散　治急惊手足挛搐，目睛上视。

大黄　雄黄各二钱　麝香五分　穿山甲煅过，一钱

上各为末，好酒调下。如风多，加天麻、地骨皮；热盛，加黄芩；痰，加南星、竹沥。

一法经验　治小儿忽然大叫，必死。是火大发，其气虚甚，角弓反张，眼目直视，因惊而致，用南星、半夏各等分为末，姜汁调灌之，灸印堂，即活。

小儿伤寒二百六

夫小儿伤寒，与大人同也。因足太阳经标热，则合为发热。又谓拂拂而热者，其热自皮肤之上，如手羽毛之所拂，明热表也。其脉浮数或浮紧，或头痛，身痛，腰疼，骨节疼痛，恶风、恶寒而喘者，以此汗之。

又方经验　治小儿三阳伤寒，并治之。

麻黄三钱　桂枝一钱　甘草一钱　杏仁去皮、尖，一钱半

上水一盏，生姜三片，枣一枚，水煎服。如小儿伤寒，照上卷伤寒门，与大人一样，用药轻重之分耳。

小儿痘疹二百七

夫小儿在胎之时，乃母五脏所养成形也，其母不畏禁忌，恣意所欲，加添滋味，好食辛酸毒物，其气抟于胞胎

之中，所以小儿胞胎之时受得此毒，名曰三秽液毒。痘疮者，三秽液毒所出也。但世俗不分寒热，若见痘出不快，举手悉用陈氏中治虚寒热药，殊不知痘疮属燥热者多，急宜丹溪凉血解毒治疗，若概投热剂，岂无死者？今不知致病之因，又不求立方之意，仓卒之际，据证检方，漫尔一试，设有不应，并其书而废之，不思之甚也。余观陈氏其意，大率归重于太阴一经，盖以手太阴属肺，主皮毛也；足太阴属脾，主肌肉①，肺金恶寒而易于外②感，脾土恶湿而无物不受。观其用丁香、官③桂，所以治肺之寒也，用附子、半夏，所以治脾湿也。使其肺④果有寒，脾果有湿，而兼有虚也，量⑤而与之，中病则止，何⑥伤之有？今也不然，徒其疮之出迟⑦，身热⑧，或泄泻、惊悸、气急，渴思饮食，不问寒热虚热，卒⑨投木香散、异功⑩散，间有偶⑪中，随手获效，设或误投，祸不旋踵，何者？古人用药制方，有向⑫导，有监制，有反佐，有因用。陈氏之方之时

---

① 肌肉：此后原衍"属"，据《寿世保元》删。
② 外：原脱，据《寿世保元》补。
③ 官：《寿世保元》作"姜"，义胜。
④ 肺：原作"脾"，据《寿世保元》改。
⑤ 量：原漫漶不清，据《寿世保元》补。
⑥ 何：原作"可"，据《寿世保元》改。
⑦ 迟：原漫漶不清，据《格致余论》补。
⑧ 身热：原漫漶不清，据《格致余论》补。
⑨ 卒：《格致余论》作"率"。
⑩ 功：原作"攻"，据《格致余论》改。
⑪ 偶：原作"隅"，形近而讹，据《寿世保元》改。
⑫ 向：原作"问"，据《格致余论》改。

必挟寒而痘疹者，其用燥热补之，故其宜也。今未挟寒，而用一偏之方，宁不过于热乎？予尝会诸家之粹，求其意而用之，实未敢据其成方也。若痘疹虚寒，淡白色痒塌，属虚寒者，宜用之。若发热壮盛，齐涌红紫色，燥痒，此属热毒，急宜凉血。自陈氏方盛行后，属虚寒者率得生，属热毒者悉不救。痘是胎毒，古人治法只解毒，然气血虚，则又送毒气不出，及不能成就，故陈氏之法既行，而解毒之旨遂隐，只顾救其虚寒之痘，亦不能治其燥热之疮也。予思治法，陈氏与丹溪寒热兼用，俱不可废。如痘疹陷顶，灰白色，寒战闷乱，腹胀泄泻者，属虚寒，只用异攻等方治疗。如热盛红紫，燥痒，属热毒者，急用凉血之药、消毒等散相兼而用之，岂有不中其病耶？

主方经验　治小儿憎寒壮热，身体疼痛，唇脸俱红，十指尖皆冷，或腹痛，眼涩眵泪，鼻鸣气急，口生黏痰，大便黄稠，未见疮标，皆可服。

升麻　白芍药　甘草各一钱　葛根五分

上作一贴，水煎服，觉见疮疹，可用葫荽擂酒，绕房喷之，以辟秽毒之气，急用干胭脂，以蜜水调涂两眼角，则痘不入眼。

一法经验　治疮未出透黑靥者，用蝉蜕烧净为末一钱，熟水调下，立见出透，乳母亦服一钱。

又法　治黑陷，口渴，用荔枝煎汤服，立见红活。

又方经验　治痘疮入眼，肿痛不开，靥不出，用蝉蜕为末，以薄荷汤调敷胞上一二次即开，不可落药入眼中。若初发，十三日内，不宜西瓜、柿、橘、蜜水、冷物吃。不可妄言毒气壅盛，脏腑受冷，荣卫涩滞，血气不能冲实，其疮必不起发，充满①结实，必致烦躁喘渴而死。

——痘疮十三日内，常忌外人，恐有秽恶体腋气，或带诸香，及父母房事触犯。

加减木香散 治痘疮二三日，如陷顶，灰白色，虚寒泻渴者。

木香　丁香　肉桂　新罗参　陈皮　大腹皮　诃子肉　前胡　半夏　甘草　赤茯苓各等分

上咀，每服二钱，姜一片，水煎服。如热盛，去肉桂、丁香、半夏。冷不去，但痘疮似水珠，光泽、明净、红活，不须服药。

加减肉豆蔻丸 治痘灰白色泻渴者。

木香　砂仁各二钱　白龙骨　肉豆蔻　诃子肉各五钱　赤石脂　枯白矾各七钱

上为末，糕糊为丸，如添米大，一岁三十丸，三岁一百丸，用温米汤下。

加减经验化毒散 治小儿痘疮出不快。

紫草茸　升麻　甘草炙，各等分

上咀，每服二钱，入粳米五十粒，水煎服。

---

① 满：原作"蒲"，形近而讹，据文义改。

又方 活血，用白芍药一味炒为末，酒调服，腹痛用姜汤下。

——痘疹已出四五日，不大便，用肥猪胰切如皂子大，三二块者，热食之，滋润脏腑，使疮痂易落。

经验消毒散 治六七日不大便，身热，脉紧而盛。

牛蒡子五钱　荆芥穗　甘草炙，各二钱半

上每服二钱，量儿大小服之。不宜服①，服恐内虚，疮毒入里，伤儿元气。

又方经验凉血解毒散 治痘疮出，燥热大盛，以此解之。

犀角屑　牡丹皮　白芍药　生地黄各等分

上咀，每服二钱，水煎服。但痘疮八九日，长足、肥满、苍腊色者，不须服药。

加减异功②散 治痘疮八九日，寒战，闷乱，腹胀，泻渴，气急，泄泻，咬牙者。

木香　当归　人参　丁香　陈皮　肉豆蔻面煨　厚朴制，各二钱半　肉桂一钱　白术　半夏　赤茯苓各二钱　附子一钱

上咀，每服二钱，姜三片，枣一枚，水煎服。三岁作二次，五岁作三次，二岁作五次。如热，去热药附子、肉桂、丁香；冷不去，或十一二日，或靥或不靥，但寒战泄

---

① 不宜服：疑有脱字。

② 功：原作"攻"，据文义改。

泻，皆可服前十二味加当归，以救阴阳表里，助其收也。如燥热烦闷等证，不寒战者，切不可服此方。

一法经验 治痘疮不出，黑陷欲死者，用人、猪、猫、犬粪，腊月内烧为灰①，蜜蒙水调服。

又法 治痘疮能食而大便闭用。

当归五钱　甘草一钱　黄连　大黄各三钱

又将当归等药为末，每服一钱，汤调服。

疮疹二百八

疮疹者，不可与痘一例治之，各有治法。且小儿疮疹，气匀即出快，盖血与气相随，内有邪热，即血妄行，使气不匀，因出不快，但见标者，宜服此方。

主方经验 治疹通用。

黑牵牛炒　木香各一两　肉豆蔻煨，半两　青皮一两，半生半熟

上为末，滴水为丸，如粟米大，每服七丸至十丸，浓煎紫草葱白汤下，乳前服之，量儿大小。

一法 初出，用紫草、陈皮各等分，上为末，用葱白汤调服。

又方经验甘桔汤 治小儿疮疹，毒攻咽喉，肿痛。

桔梗　甘草炙牛蒡子各一两　麦门冬去心，五钱

---

① 为灰：原脱，据《幼科类萃》补。

上为末，每服二钱，沸汤调服，入竹叶煎服，妙。

斑疮二百九

夫斑疮者，虽与疮痘不同，及斑生于心，心生热，热则生风，风属肝，心肝二脏相搏，风火相争，故发出也。治之当泻心肝，补其母，宜用之。

主方经验　治斑疮，通治之。

瓜蒌根末　白甘遂末，各二钱

上用慢火上炒焦黄，研匀，每服一次，麝香少许，煎薄荷汤调下。

又方经验　治斑疮豌豆，用头发烧灰，令存性，饮调服之。古方以乱发治疔肿、骨疽、孩儿热疮、诸般血病，极验。发乃血之余，今治诸血疮症，从其类也。

一法　治小儿斑疮，用大蝉蜕十一个，去足，二钱，水煎服，神效。

水痘二百十

夫水痘者，古方不载，亦与疮疹之出，治法各有不同，世俗不识此症，余治效经验药方于后，医者宜审辨。

主方经验　治小儿水痘，心闷，烦躁，发渴，及小便赤涩不利，口舌生疮。

山栀子　大黄各□钱　木通　甘草　车前子　瞿麦各五分　赤茯苓　人参　滑石各一两五钱或五分　地萹蓄五钱，焙上为末，每服一钱，水煎，加灯心二根同煎服。如禀受稍弱者，可服白术散。导赤散亦效。

异病二百十一

夫奇异之病，世俗不识此病，多致不救。如遇之，疾照依后开治法调治，病可脱矣。

主方经验 治手十指节断坏，唯有筋连，无节，肉间虫出如灯草，长①尺余，遍身绿毛，名曰“血余”，用赤芍药四两，胡黄连三钱。上咀，水煎服。

又方经验 治手足甲忽然长倒生，肉刺如锥，痛不可忍，用食葵菜自愈，相吞。上用炮川乌末敷之，煎韭子汤服之，立愈。

——治四肢节脱，但有皮连，不能举动，名曰“筋解”，用黄芦根三两，酒浸一宿，焙干。上为末，每服二钱，用酒调服即安。

——治腹胀如铁石，脐中出水，旋变作虫行之状，绕身匝啄，痒痛难忍，拨扫不能尽。上浓煎苍术汤浴之，以苍术末入麝香少许研匀，以水调服，即痊。

——治眼白瞳②仁浑黑，见物依旧③，毛发直如铁条④，虽能饮食，不语如醉，名曰“血溃”。上用五灵脂为

---

① 长：此后原衍“白”字，据《医学入门》删。
② 瞳：原作“童”，据《医学入门》改。
③ 依旧：原作“相如”，据《医学入门》改。
④ 条：原作“绵”，据《医学入门》改。

末，每服二钱，食前温酒调服。

——治遍身忽然肉出①如锥，既②痒且痛，不能饮食，此名"血注"。若不治，溃而脓出。上以赤皮葱数茎，烧灰淋洗，吃豉头汤三盏，自安。

——治眉毛倒刺，目不能视，交睫，泪出不止，但能饮食，有数日不效。上用蒜三两捣取汁，酒调服即安。

① 出：原作"润动"，据《普济方》改。
② 既：原作"痛"，据《普济方》改。

书通变要法后

　　尝谓医之道难矣哉，兵之术危矣哉。用药之不精，杀人于瞬息，用兵之不精，祸遗于须臾，故用药如用兵，诚哉是言也。虽然，医之难，有不难者焉，兵之危，有不危者焉，世岂无人哉矣？夫用医之道，无过于智、仁、勇，用兵之道，亦莫过于智、仁、勇，二者势异而理同也。医之智，则先能究病之源，仁则不顾私而惟活人之急，勇则不畏怯而有良济之加，三者其庶矣乎？兵之智，则先能动其取胜之方，仁则不取利而有不忍人之德，勇则不逡巡①而有妙应之出，三者其庶矣乎？於戏②！用医用兵，不外乎三③者，而三④者之道，非养之于昔，岂能取信于今也耶？圣如神农，亦尝之而始别，岂容有出于偶然者哉？义乌叶氏廷器，所著《世医通变要法》，每月经之而始录之，验之而始传之，非虚诞于世，以为好名之利也。请试言之。文江子忽罹⑤寒疾于金台，几二月，迫矣。慕通用四物汤加减，病之疗，出万死而一生者，非慕通，能如是哉？不特此也。文江子之友，登戊戌甲第，别号志斋，朱

---

① 逡巡：退避。
② 於戏：同"呜呼"。
③ 三：原作"二"，形近而讹，据文义改。
④ 三：原作"二"，形近而讹，据文义改。
⑤ 罹：原作"惟"，形近而讹，据文义改。

氏，亦罹而疾，彼之势，殆有尤甚焉，众医属视以待毙。右溪伦吏部荐慕通之医。慕通脉之，忻忻①曰："此可死而生也。"众医咸哂②，甚至何诟焉。慕通请诸君待之。药一至而能开口张目，再至而能听视话言，不数日而愈。始非通变，又能如是哉？今之《通变要法》，既梓而广之矣，吾知慕通活人之念因此益励，必不计利取利，以求无愧于医可也。若非报不报，慕通岂暇知之哉！岂暇知之哉！

云南大理同知桂林湘州唐志澜楼

---

① 忻忻（xīnxīn 心心）：同"欣欣"，喜悦貌。
② 哂（shěn 沈）：讥笑。

校注后记

　　《世医通变要法》，明嘉靖年间名医叶廷器著。经查考本书于明末殷仲春《医藏目录》中即有收录。今行之《中国中医图书联合目录》《中国中医古籍总目》亦有著录，惜仅存明嘉靖己亥（1539）刻本，且已为孤本。本次整理以明嘉靖己亥（1539）刻本为底本，以本书所引著作之通行本为校本，并较多使用理校之法。

　　叶氏之学，与丹溪学派一脉相承，然亦不拘于丹溪一家之言，其对《黄帝内经》《伤寒杂病论》《脉经》《备急千金要方》等均有广泛涉猎，于东垣、节斋、河间、滑寿等医家亦多有研究。据工部主事郑廷鹄序言称，此书系叶子玉以其先人所遗之文汇分门类编著而成："叶氏七世祖荣实将朱丹溪口授秘法悉皆记录，但秘而不传，至子玉始传，又恐泥古，故多加通变之法。"叶氏论病，审因求本，辨脉吉凶，法则丹溪，变通方药，时时贯穿《内经》之旨，处处体现"通变"之意，于后世多有启迪。今将其学术成就总结如下：

　　1. 治病求本，审因论治

　　叶氏之学，首论病本，次论方药，注重治病求本，审因论治。认为："大抵人之有身，以元气为根，荣卫为本，若元气壮强，荣卫和平，腠理微密，外邪客气，焉能为害？或因七情所伤，或饮食不节，或劳役过度，遂至真气虚耗，荣卫失调，腠理不密，邪气趁虚而入。"此为叶氏对《内经》"正气存内，邪不可干""邪之所凑，其气必虚"的深刻认识，也是贯穿《世医通变要法》全书的主旨思想。叶氏认为，人之根本在于元气、荣卫，人之健康在于正气强盛，人之疾病在于正虚邪入，故治病关键，首应辨析致病之因，即所谓"病之所因，变化多端，必求其所源而疗也"。如腹痛者气、血、痰、水、食积、风冷皆为所因，而声哑则由风、寒、暑、湿、气、血、痰、热所致。病有不同，所因各异，病因复杂，则病证亦随之变化多端。如咳嗽一证，"感风则闭塞声重，伤冷则凄凉怯寒，挟热则焦烦，受湿则缠滞，瘀血则膈间胀闷，停水则心下怔忡"。治疗之法，亦难一概而论，故叶氏每于诸病之后，先出"主方经验"为主治方剂，其方多为叶氏家传之秘方，再将后世医方冠以"加减"二字，审因论治，通变为用。其治疗大法，则当于各类中求之。如风则散之，热则清之，塞则通之，壅则散之，寒则温之，虚则补之，气则顺之，诸如此等。至于方药，如血虚四物汤，气虚四君子汤，有痰二陈汤，其余则随证选方，变化灵活。

2. 遣方用药，贵在变化

叶氏之学，始于丹溪，慕通之祖密而未传，至慕通始传，又恐泥古，故慕通名其书为《世医通变要法》，"通变"之主旨贯穿全书。书中所引方剂，几乎全部冠以"加减"二字，且方后加减甚多，变化灵活，乃叶氏世代临床经验之总结，足可看出叶氏治学之严谨，经验之丰富。

以中风为例，治用疏风顺气散，然"若憎寒壮热，头疼，肢体倦怠，加葱白；或身体不能屈伸，加酒；如遍身不瘙痒，减薄荷、荆芥；手足拘挛，加木瓜、牛膝、石斛；湿气，加苍术、白术、槟榔；脚膝肿，加牛膝、五加皮、独活；身体痛，加肉桂、当归、乳香、没药；腰痛，加杜仲、八角茴香；虚汗，加黄芪、赤芍药，减麻黄；潮热，减去干姜，加黄芩；脚疼，加虎胫骨、石榴叶、木香；头疼，加细辛、茶、葱；头脚不能举动，加羌活、防风；四肢冷痹，加川乌、附子、肉桂；左瘫右痪，加当归、天麻、白蒺藜"。由此可见，叶氏对于卒中者，先以此方疏通气道，再随证投以风药。同时，此方又用以治疗男子及妇人一切风气攻注，认为常服可以疏风顺气。又如治中暑烦渴、身热、头疼、小便赤涩、脉数无力的加减苓术散，"如心神不恍惚，去朱砂；心气不定，加人参、麦门冬；有痰，加半夏；呕，加陈皮；热盛，加黄芩、柴胡，去肉桂；霍乱转筋，加藿香、木瓜；身痛拘急，无汗，加麻黄、葱白；口渴，加干葛、乌梅；咳嗽，加五味子、桔梗；热痰，加人参、前胡；小便不利，加木通、车前子、瞿麦"。如此加减运用之方剂，书中随处可见，足显叶氏"通变"之旨。

叶氏不仅重视本草，同时非常重视民间单方、验方。

例如：用韭菜、葱白、丝瓜叶贴于腋下治疗鱼脐疮；用车前子叶贴敷治疗灸疮；用橄榄烧为末，用轻粉油调涂治疗手脚冻疮；用刘寄奴为末，以糯米浆调鸡羽刷之治疗烫火伤。如此等等，不胜枚举，足见叶氏治病重在疗效，药物则无高低贵贱、宫廷民间之分。

3. 内伤杂病，法于丹溪

叶氏之学与丹溪之学一脉相承，内伤杂病重视气、血、痰、火、郁，并且有所发挥。叶氏认为，气、血、痰、火、郁虽有不同，但多有夹杂，内伤杂病多由诸因杂合而致。

气血乃人身之正气。叶氏非常重视正气，认为"血气，身之神也，神既衰乏，邪因而入"。若"气血冲和，则百病不生，一有拂郁，诸病生焉""凡气有余是火也""人之气血和平，关膈条畅，则痰散而无也，盖脾统血，行气之经，气血俱盛，何痰之有"，种种论述，均见叶氏之主张，即气血不和，则致痰、火、郁为病。与此同时，气血又可单独为病。"盛则实，衰则虚，顺则平，逆则病"，气之所伤，有实有虚。喜、乐、恐、惊，属心、胆、肾，过则为怔忡、健忘、失志不足之证；恐、忧、思、悲，属肝、脾脉络，过则为狂痫、噎嗝、肿胀、疼痛有余之证。治疗之法，分而论之。不足之证，治以四君子汤，如翻胃、痿病、恶热、鼓槌风等辨证为气虚者，均以四君子汤加减治疗。有余之证，从热论治，法宜清凉。上焦气热者，治以酒炒芩、连；下焦气热者，治以盐炒栀、柏。血之为病，或虚或实，则以四物汤为基础加减治疗。禀《内经》"诸痛痒疮，皆属于心"思想，治疗杂疮心血凝滞之证用加减当归散，此方由四物汤加白蒺藜、荆芥、何首乌、黄芪、防风、甘草所组成。又如治恶热非热，明是血虚，用当归、熟地黄、川芎、白芍药各等分，水煎服。

叶氏认为，痰涎与津液同出而异名。痰涎为病，责之于气血失和，津液停聚，即所谓"风搏寒凝，暑烦湿滞，以致诸热蒸郁，啖食生冷煎炒、腥膻咸辣、动风发气等物，皆能致痰也"。痰为津液所化，其性流动，五脏六腑皆可停痰，"升于肺者，则喘急咳嗽；迷于心者，则怔忡恍惚；走于肝，则眩晕不仁，胁肋胀满；关于肾，则哈而多痰唾；流于中脘，则呕泻而作寒热；注于胸，则咽膈不利，眉棱骨痛；入于肠，漉漉有声；散于胸背，则揪触一点疼痛，或寒如手足，或背痹一边。散则有声，聚则不利，皆痰所致也"，故眩晕、翻胃、五噎、五厥、关格、痞块、疟疾、头痛、胁痛等，皆从痰而论。一言以蔽之，"痰者肺之液，涎者脾之液，脾胃一和，痰涎自散矣"。治疗之法，则以顺气化痰、温脾养胃，方以二陈汤为基础，佐以青皮、丁香、厚朴、白豆仁、砂仁、木香、香附米等理气化湿之药。

叶氏对火病见解独到，认为：火善行而数变，其分有五，"起于肝，谓之风火；入于气，谓之无根之火；动于肾，为消阴伏火；存于心肺，入于血分，为有余之火；散于各经，为浮游之火"。火分虚实，治有补泻，假如邪入经络，积热脏火而成郁，此为有余中之火，宜以苦寒泻火、辛甘之剂汗而散之；其饮食内伤，七情六欲，气盛是火，此为余中不足之火，当以甘苦之剂滋阴降火；暑伤于气，气虚潮热，此为不足之火，宜以甘温补剂温其火，其热自退。余中之火，方以加减三黄解毒丸；余中不足之火，药以知母、黄柏、生地之类；不足之火，以东垣升阳散火汤为主。

"郁有火、气、湿、热、痰、血、食也"，治疗之法，叶氏以越鞠丸为主方，"若气郁，加香附子，倍苍术、抚芎；湿郁，加苍术、白芷、川芎、白茯苓；热郁，加山栀子、青黛、香附、苍术、抚芎；痰郁，用海石、香附米、南星、瓜蒌；血郁，加桃仁、红花、青黛、川芎、香附米；食郁，加香附米、苍术、山楂、神曲、针砂；诸郁，春加防风，夏加苦参，秋加吴茱萸、苍术、抚芎，总解诸郁"。

4. 妇科诸证，注重血气

叶氏认为，"太冲者，气也；任脉者，血也。气升则升，气降则降，血随气行无暂息"，故多以血气不调论治妇科诸病，选药多以当归、川芎、白芍、熟地黄、香附子为主。同时认为，"香附米，妇人之仙药，不可为其耗气而勿服"，故治气盛于血而无子者，以香附米、茯神、陈皮、甘草组方，此正如后人所言，香附得茯神则交济心肾。治妇人产后气血不调，则以香附子、艾叶、当归相配，温经行气，暖宫活血。治冲任虚损，月水不调，则以加减七物汤滋养血气。七物汤由四物汤加黄芩、地骨皮、柴胡组成，此方之后加减化裁颇多，经带胎产诸证均有，如赤白带下加川续断、香附米、陈皮、白芷、甘草，妊妇动胎加艾叶、香附米、紫苏叶，产后败血加地骨皮、芍药。又如治妇科杂证通用之加减芍药散，即在四物汤上加莪术、甘草、小茴香、白芷而成。其加减运用，则有血风上攻，眼目浮肿，用荆芥汤下；小腹痛，用木瓜汤下；恶心，用藿香汤下；气痛，用木香汤下。叶氏治疗女科疾患，有明确提出以四物汤加减者，有只出药物当归、川芎、白芍、熟地而不言方名者，临证处方，游刃有余。

5. 饮食男女，为病多端

饮食男女，人之大欲，天性使然，无可厚非，然过则为害。叶氏认为："五味入口，藏于脾胃，为运驰津液，以养五气。五气者，五脏之气，偏胜则诸病生焉，且咸则生痰，酸则停滞。""五味能养五脏，过亦能伤五脏。"轻则五味过度，损伤脾胃，饮食积滞，腹胀腹泻，恶心呕吐。"万物从土而出，亦从土而归，补肾不若补脾"，调理先当消导，次以暖胃，药选木香、砂仁、青皮、陈皮、茯苓、白术等行气、胜湿、健脾之药，湿气一消，脾快善食，饮食既通，何病之有。重则饱食脍炙、酒煿、腥膻、咸辣等偏厚之味，重伤脾胃，运化失调。人以脾胃为本，"人得土以养百骸，人失土以枯四体，胃土一伤，四脏皆无生气"，故为痰为饮，变生百病，发于上则为眩晕、癫狂，起于下则为水肿、霍乱。又有胀满、积聚等证，无不因饮食所伤，脾胃先虚，后生诸病。治疗则从各类中求之，但治痰总以二陈汤为基础。

至于男女和合，本为延续血脉之事，且"合男女必当其年，男虽十六而精通，必三十而娶，女虽十四而天癸至，必二十嫁，此皆阴阳之气充实，然后交合，则交而孕，孕而育，育而为子，坚壮强寿"。若"童男室女，未有房事之时，却有思想之志，因而感得劳气"，遂为气劳之患，治当行气疏肝、滋阴降火，药选柴胡、黄芩、木香、沉香、鳖甲、麦冬等。又有虽已成年，但任情纵欲者，则为害无穷。腰为肾之外府，嗜欲无节，劳伤肾经，"遂至腰痛，或引于脊项，傍及二胁下，不可俯仰，皆由肾气虚弱所致，宜滋肾调气，病可除矣"。若嗜欲过度，水火不交，精元失所，则为赤白浊之患，当以中和之药治之，使水火既济，脾土自坚，其流必清。若"壮盛之时，不自保养，任情纵欲，饮酒无度，善食脍炙，或服丹石，遂使肾水枯竭，心火燔炽，三焦猛烈，五脏干燥，由是渴利生焉"。消渴所畏者，一饮酒，二房劳，当以六味地黄丸加减治之。至于"身体傀偏，手足指脱，眼烂鼻塌，齿豁唇翻，颜色枯壳，鬓眉堕落，顽麻痛痒，不能屈伸，病症之恶，莫甚于此”，此亦为纵欲所致。“人有此疾，必须忌盐并一切口味，幽隐林泉，屏出世务，及早救疗，庶得全人。治法必搜风杀虫，消逐恶血，切勿用补。”又有大劳淫欲，大热交接，大病未复而合阴阳者，则虚损百病，由此而生。

饮食男女，人之大欲，纵欲伤身，不可不知，叶氏以其临床实践为后人敲响警钟，“若能恬淡虚无，真气完实，病从何来”。

6. 重视脉象，以观吉凶

叶氏论病，审因论治，而遣方用药之时，亦不忘详察脉象。尤为可贵的是，叶氏多以脉象审观病之吉凶，足见叶氏学识之渊博，临证之仔细。叶氏认为：咯血，大抵脉沉细顺，洪大细数者逆也；凡诸痢泄泻，主脉沉小者死，浮大身热者死；泄泻，大抵脉沉细者易治，洪大者难疗也；腹痛，大抵脉细而迟易治，脉实而大难疗；咳嗽，脉浮而濡易治，脉伏而沉难医；心痛，大抵脉沉而细易治，浮大弦长难也；衄血，脉沉而细则生，浮大而热则死也；诸痿，大抵脉虚而濡易治，急紧而难也；水肿，大抵脉沉而伏者可治，脉大行长者难疗也；肠风，大抵脉沉者易治，浮者难医也；痔疮，大抵脉滑而大者易治，悬绝者难也；又如饮水病，大抵脉洪而大易治，沉细难疗矣；哮病，大抵脉浮而滑易治，微细而涩难医；霍乱，大抵脉浮而洪易治，微迟难疗；翻胃，大抵脉浮而缓者生，沉涩者危也；头痛，大抵脉浮而滑易治，短涩难也；中恶，诊其脉紧大而浮者死，紧细而浮者生。诸如此流，不胜枚举。

叶氏以为，大抵有是证，便有是脉，虚证虚脉，实证实脉，脉证相合则顺，不合则逆，顺着易治，逆者难疗，顺者活，逆者死。临证之时，当做到是难是易，胸中有数；是死是活，早作准备。善医者，当知病之预后吉凶，而临证用药，方能处乱不惊，从容应对。吾等后学，于此不可不知。

综上所述，《世医通变要法》一书，涉及内外妇儿及耳鼻五官等诸多疾病，其主旨不仅与丹溪学说一脉相承，且广引诸家，浓缩精华，通变为用，对于研究丹溪学派、中医学术及临床实践均有一定参考价值。

总 书 目

医　经

内经博议
内经精要
医经津渡
灵枢提要
素问提要
素灵微蕴
难经直解
内经评文灵枢
内经评文素问
内经素问校证
灵素节要浅注
素问灵枢类纂约注
清儒《内经》校记五种
勿听子俗解八十一难经
黄帝内经素问详注直讲全集

基础理论

运气商
运气易览
医学寻源
医学阶梯
医学辨正
病机纂要
脏腑性鉴
校注病机赋
松菊堂医学溯源

脏腑证治图说人镜经
内经运气病释
藏腑图书症治要言合璧
淑景堂改订注释寒热温平药性赋

伤寒金匮

伤寒考
伤寒大白
伤寒分经
伤寒正宗
伤寒寻源
伤寒折衷
伤寒经注
伤寒指归
伤寒指掌
伤寒点精
伤寒选录
伤寒绪论
伤寒源流
伤寒撮要
伤寒缵论
医宗承启
伤寒正医录
伤寒全生集
伤寒论证辨
伤寒论纲目

I

本　草